やれば得する！

 必携

開業医・医療法人……
すべてのドクターのための
# 相続税対策
パーフェクト・マニュアル

税理士法人　和

## はじめに

　平成29年10月1日より、新しい認定医療法人制度がスタートしました。認定期間が平成32年9月30日まで延長されるとともに、税制においては、これまで持分なし医療法人への移行が進まない要因とされていた「医療法人に対する贈与税」が、非課税とされる特例措置が設けられました。
　持分あり医療法人では、その出資持分も相続の対象となることから、相続税対策や持分の払戻請求対策として、持分なし医療法人への移行を検討されている先生も多いのではないでしょうか。
　認定要件の追加もありますが、贈与税の非課税対象が大幅に拡大しましたから、かなりの緩和措置といえます。3年間限定の認定制度であることも踏まえて、持分あり医療法人の先生がたは、この機会に持分なし医療法人への移行を真剣に検討されるべきだと思います。

　この最新の動向は個人開業の先生や平成19年4月以降に医療法人を設立された先生にとっては直接関係しないものですが、平成27年1月1日施行の相続税法の改正は、病医院を運営しておられるすべての先生にとって、関心をもたざるを得ないものとなっていることでしょう。
　相続税の基礎控除が引き下げられたことから申告・納税を必要とする層が大幅に拡大し、また、最高税率が引き上げられたことによって富裕層の納税にも大きな影響が及ぶ大改正でした。

新聞や雑誌には「相続税大増税時代」といった見出しがおどり、さまざまな謳い文句による「相続税対策セミナー」が各地で開催されました。先生がたも、すでに何度もそういった情報に触れておられるかと思います。

　誰しも知っていれば回避・軽減できた税金に四苦八苦させられるのはつらいものです。「相続税対策」はきわめて重要であるといえます。
　ただ、相続税にとらわれすぎると、いざ相続が発生するや遺産分割について親族間でもめ収拾がつかなくなる、事前に行なった相続税対策によって現金が不足し納税資金が覚束なくなる、といった事態も生じがちです。

　「相続税対策」は、「相続対策」の一部です。遺産分割・納税資金・節税という、3つの対策をあわせて行なうべきです。
　とくに優先すべきは「遺産分割」です。遺産分割がまとまらず親族間の争いが泥沼化してしまう、いわゆる「争族」は、絶対に避けなければなりません。
　遺言書を残すことは遺産分割対策の最も有効な策となります。遺産分割協議の対象とならない生命保険の活用、あるいは医療法人に特有の出資持分対策、医院の第三者承継といった事業承継対策の検討も必要になるでしょう。

　遺産分割の道筋ができれば、およその相続税額を把握できますから、納税資金をどうやって準備するかの検討もできるよう

になります。

　これらの対策の結果として、相続税の圧縮が果たせるというのが理想です。そのうえで、さらなる節税を検討・実行するとよいでしょう。

　本書では、病医院特有の事情に配慮しながら、Q＆A方式でわかりやすく、相続税の仕組み、節税手法、遺産分割対策について紹介することを心がけました。第4章の「出資持分対策」や第5章の「第三者承継による相続対策」は、税金のことだけにとどまらず、手続きなども含めて先生がたの疑問に適切に答えられるよう解説してあります。

　相続対策については、やらねばならないのは承知だが、なかなか手をつけにくい、何をすればいいのかわからない、といったもやもやした思いをもたれている先生がたがじつに多いように感じます。
　相続対策に唯一無二の正解はありません。ケースバイケースの対策が求められるのは、申すまでもありません。
　ただし、行動しなければ何も始まりません。まずは本書をきっかけに、相続財産の棚卸をするところから始めてみてはいかがでしょうか。
　本書が先生がたの相続対策着手へのきっかけとなり、円滑な相続と相続税対策に役立てば幸いです。

税理士法人　和<br>
税理士　樋上　智之

開業医・医療法人……
すべてのドクターのための
# 相続税対策
パーフェクト・マニュアル

## INDEX
もくじ

はじめに　　　　　　　　　　　　　　　　　　　　　　3

## 第1章
# 相続税の仕組み

**01** Q：相続対策は、何をすればいいものなのか？　　　18
A：基本は、遺産分割、節税、納税資金の3つです。

**02** Q：相続税はいつ払うのか？　　　　　　　　　　　20
A：申告と納付は、相続が起きて10か月以内とされています。

**03** Q：相続税はどうやって計算するのか？　　　　　　22
A：3つのステップで計算します。

**04** Q：相続税・贈与税の税務調査では何が調べられる？　28
A：金融資産について金融機関や自宅も調べられます。

## 第2章
# 特例などを活用する相続対策

**05** Q：「年間110万円までの贈与は税金がかからない」と聞いたが？　　　38
A：110万円は、贈与税の「非課税枠」の金額、検討すべきです。

**06** Q：嫁や孫にも贈与したいのだけれど？　　　　　　40
A：子の配偶者や孫への贈与は、相続税対策にとても有効です。

**07** Q：自宅はすべて自分名義になっているが、妻の名義にできる？　　　43
A：一定の要件を満たせば2,000万円分まで贈与税非課税で配偶者へ移せます。

**08** Q：子どもが家を買う資金を援助してやりたいのだが？　45
A：「住宅取得等資金贈与」の特例を使えば、一定額までは非課税で贈与できます。

**09** Q：教育資金の贈与は、どうすればいい？　49
A：専用の口座をつくり、そこへ贈与したい金額を振り込みます。

**10** Q：結婚や子育ての費用を非課税で贈与できる？　51
A：一定の要件を満たせば1,000万円まで贈与税なしで贈与できます。

**11** Q：相続して得をするのは現金？　それとも不動産？　54
A：相続税を考慮すると、得をするのは不動産でしょう。

**12** Q：不動産の値上がりに備えて講じておく相続税対策は？　57
A：高収益物件や値上がり物件なら、相続時精算課税制度で早期に贈与しましょう。

**13** Q：生命保険はむずかしそうだが、相続税対策になる？　61
A：加入形態によってさまざまな節税対策があります。

**14** Q：小規模企業共済の活用で税金は安くなる？　65
A：税務上のメリットは大きいといえます。

**15** Q：養子縁組に節税メリットはある？　69
A：法定相続人が増えることで節税メリットが生まれます。

**16** Q：土地の評価を下げる方法はないか？　73
A：小規模宅地の特例を活用しましょう。

| | | |
|---|---|---|
| 17 | Q：病院・クリニックの敷地の評価減対策は？<br>A：「特定事業用宅地等の特例」が適用されれば減額されます。 | 75 |
| 18 | Q：自宅敷地の評価を目いっぱい下げるには？<br>A：住み替えを検討されてはいかがでしょう。 | 79 |
| 19 | Q：亡くなる直前でもできる相続税の節税対策はないか？<br>A：現金などの金融資産を非課税財産に変えてしまいましょう。 | 82 |
| 20 | Q：相続税を抑えるために、財産のほとんどを妻に相続させたいが？<br>A：相続税は一次相続、二次相続のトータルで考えましょう。 | 84 |
| 21 | Q：MS法人設立の節税効果は？<br>A：事業と所得を医療法人から分離でき、いろんな節税対策が可能になります。 | 87 |
| 22 | Q：不動産保有会社を使えば節税できる？<br>A：不動産所得を切り離せるため所得税・相続税の節税に有効です。 | 94 |
| 23 | Q：個人医院のまま承継と医療法人設立後の承継、どちらが有利？<br>A：相続対策としては、医療法人化後のほうが有利です。 | 97 |
| 24 | Q：開業資金を親族に援助してもらうときの注意事項は？<br>A：贈与にすると贈与税を支払うことになりますから、一般的な借入れと同様に。 | 103 |

# 第3章
# 遺産分割による相続対策

**25** Q：相続発生時の役所への手続きはどうすればいい？　106
A：被相続人について公的機関などへの届出や申請などが必要です。

**26** Q：相続する人は誰になる？　108
A：遺言がないなら、相続人の範囲は民法で定められています。

**27** Q：相続の割合はどうなるのか？　111
A：民法により法定相続分が定められています。

**28** Q：遺言は、どう書けばいいのか？　115
A：原則として書面で、民法の定めた方式に沿って書きます。

**29** Q：遺産分割はどうするのがいいか？　117
A：相続人全員の合意が得られるよう、遺産分割協議を行ないましょう。

**30** Q：前婚の子どもへの相続はどうなるのか？　120
A：いまの配偶者との間に生まれた子どもと同じ権利をもちます。

**31** Q：子どもがいないとき、事業承継はどうすればいい？　122
A：M&Aを検討してみてはいかがでしょう。

**32** Q：遺産分割協議がまとまらないときは、どうすればいい？　126
A：家庭裁判所に遺産分割調停の申立てをしましょう。

**33** Q：隠し子がいたらどうなる？　128
A：婚姻関係外の子であっても「認知」があれば相続人となります。

| | | |
|---|---|---|
| 34 | Q：遺言で、相続する人を将来にわたって指定できる？ | 130 |
| | A：「負担付贈与」や「受益者連続信託」を活用しましょう。 | |

| 35 | Q：親子の専門科目が違う場合はどうしたらいい？ | 133 |
|---|---|---|
| | A：先代の診療科目を引き継ぐのが得策でしょう。 | |

| 36 | Q：子ども全員が医師だが、後継ぎはどうすればいい？ | 135 |
|---|---|---|
| | A：医療法人であれば分院することもできます。 | |

| 37 | Q：多額の負債もすべて相続する必要がある？ | 137 |
|---|---|---|
| | A：「限定承認」や「相続放棄」を活用しましょう。 | |

| 38 | Q：将来、自宅に誰も住む予定がないときの対策は？ | 139 |
|---|---|---|
| | A：譲渡に対する所得税を考慮し、遺産分割を行なっておくべきです。 | |

| 39 | Q：配偶者の家系に財産が渡るのを防止するには？ | 141 |
|---|---|---|
| | A：生前贈与や遺言で財産を残したい人を指定しましょう。 | |

| 40 | Q：医師でなくても医療法人の理事長になれる？ | 143 |
|---|---|---|
| | A：医療法人の理事長は、医師または歯科医師が原則です。 | |

| 41 | Q：医院で使用している土地を後継者がすべて相続するには？ | 145 |
|---|---|---|
| | A：代償分割による相続を活用しましょう。 | |

# 第4章
# 出資持分対策

**42** Q:「出資持分」とは? 148
A:医療法人への出資者が、法人の資産に対し出資額に応じてもっている権利です。

**43** Q:医療法人の意思決定は誰がするのか? 151
A:「社員総会」が最高の意思決定機関です。

**44** Q:社団医療法人におすすめの出資持分対策は? 154
A:一般の出資持分のない医療法人に移行することです。

**45** Q:出資持分の評価引下げの、おすすめ策は? 156
A:理事退職金と生命保険を活用しましょう。

**46** Q:出資持分の評価引下げ後はどうすればよい? 162
A:評価が低くなった時点で贈与や譲渡を行ないましょう。

**47** Q:赤字続きなら出資持分対策は不要か? 164
A:赤字が続くと評価が高くなることもあり要注意です。

**48** Q:認定医療法人制度は活用すべき制度? 165
A:利用しない手はありません。

**49** Q:出資持分のない医療法人に移行すると、病院を乗っ取られない? 168
A:出資持分の有無と社員の地位は無関係、心配は不要です。

| 50 | Q：後継ぎがいなくても持分移行を行なう必要がある？ | 169 |
| --- | --- | --- |
| | A：相続税や解散時の税金を試算し、持分移行を検討すべきです。 | |

| 51 | Q：持分が後継者以外に分散してしまっている場合は？ | 172 |
| --- | --- | --- |
| | A：事業承継の支障になりがち、早期に解決策を講じてください。 | |

| 52 | Q：顧問会計事務所が事業承継や出資持分対策をしてくれないときは？ | 174 |
| --- | --- | --- |
| | A：事業承継対策のみ別の税理士に依頼してはいかがでしょう。 | |

| 53 | Q：新しい認定医療法人の贈与税免除とは？ | 176 |
| --- | --- | --- |
| | A：期間限定ですが、非課税で持分問題を解消できる制度です。 | |

| 54 | Q：認定医療法人になるにはどうすればよい？ | 180 |
| --- | --- | --- |
| | A：要件を満たしたうえで厚生労働省の認定を受けます。 | |

| 55 | Q：認定医療法人の要件にある「特別利益供与」とは？ | 186 |
| --- | --- | --- |
| | A：理事の親族やMS法人との取引はとくに要注意です。 | |

# 第5章
# 第三者承継（M＆A）による相続対策

| 56 | Q：第三者承継（M＆A）とは？ | 192 |
| --- | --- | --- |
| | A：医療機関を親族ではなく、第三者に承継することです。 | |

| 57 | Q：第三者承継のメリットは？ | 196 |
| --- | --- | --- |
| | A：親族以外が承継することによる効果はじつに多様です。 | |

| | | |
|---|---|---|
| 58 | Q：第三者承継については、誰にどのようなことを相談すればよい？<br>A：是非を正しく判断できる専門家に相談しましょう。 | 199 |
| 59 | Q：病医院はいくらくらいで売れる？<br>A：譲渡価格を算定する方法がありますから、試算してみましょう。 | 202 |
| 60 | Q：個人と法人、譲渡はどちらでするほうがよい？<br>A：医療法人のほうが、税務面・手続き面でメリットが大きくなります。 | 206 |
| 61 | Q：第三者承継に、出資持分の有無による違いはあるのか？<br>A：「持分なし」の場合、持分の譲渡ができないため退職金等で対応します。 | 208 |
| 62 | Q：出資持分の「払戻し」と「譲渡」はどちらが有利？<br>A：院長が負担する税金と後継者の資金的余裕を勘案して選択しましょう。 | 210 |
| 63 | Q：第三者承継（M&A）の場合、課税関係はどうなる？<br>A：譲渡する側が個人か法人かによって異なります。 | 213 |
| 64 | Q：譲渡契約書作成上のポイントは？<br>A：個人が譲渡する場合と医療法人が譲渡する場合とで異なります。 | 220 |
| 65 | Q：医療法人売買の意向を合致させるには？<br>A：売る時期を決定し、そこから逆算して対策していきましょう。 | 231 |
| 66 | Q：譲渡対価を一度にもらえない場合はどうすればよい？<br>A：役員報酬など別の形でもらうようにしましょう。 | 234 |

装丁　花本 浩一
本文デザイン・DTP　杉本 昭生（ぢゃむ）
校正　新谷 有紀子
編集協力　中山 秀樹（株式会社HRS総合研究所）

# 第1章

## 相続税の仕組み

まずは相続税の仕組みを理解しましょう。

## 01 ◆相続税の仕組み
# 相続対策は、何をすればいいものなのか?

**A：基本は、遺産分割、節税、納税資金の3つです。**

　残されるご家族のために、先生ご自身が残される財産について相続対策を講じておくことは、とても重要なことです。
　その相続対策を整理すると、(1)遺産分割、(2)節税対策、(3)納税資金対策……この3点になります。ポイントを下表にまとめてみました。

■相続対策のポイント

| | | |
|---|---|---|
| 1 | 遺産分割（争族対策） | 相続人関係を把握する |
| | | 遺言書を作成する |
| | | 家族と話し合う |
| 2 | 節税対策 | 生前贈与を行なう |
| | | 財産の評価額を下げる |
| | | 遺産分割により適用される優遇制度を利用する |
| 3 | 納税資金対策 | 生命保険を利用する（見直す） |
| | | 相続税を分割払いにする |
| | | 相続税を相続財産で納税（物納）する |

■相続対策の前に、まず「相続財産の棚卸」を

　では、具体的に何をどのようにしておけばいいのか、それを本書では述べていきますが、まず行なっていただきたいのは、「相続財産の棚卸」です。
　先生の保有財産はどれだけあるのか、そしてどのような財産がどれくらいの割合を占めているのか。これを正確に把握してください。相続財産が整理されていなければ、誰に何をどれだけ分配するか、

という具体的なプランを考えることができません。

　棚卸した財産について、それぞれ誰に何をどれだけ相続させるかのプランを固め、そのうえでどういう節税対策を講じることができるのか、そしてそれはどうするのが効果的かを検討し、実行に移すことになるのです。

　納税資金対策の面でも、納税に充てられる財産がどの程度あるのかを把握しておかなければ、相続した方が相続税の納税に困ってしまうことになりかねません。

　また、先生亡きあとも大切なご家族が円満に過ごしていけるよう、遺書を作成しておくなどの「争族対策」を講じておくことも、財産を残す者の責任といえます。

　まずは先生ご自身の財産の棚卸によって、相続対策のスタートラインに立つことになります。

## Q 02 ◆相続税の仕組み
# 相続税はいつ払うのか？

**A：申告と納付は、相続が起きて10か月以内とされています。**

　相続税の申告と納付は、「相続が起きてから10か月以内」とされています。

　相続が発生すると、申告と納税までのあいだに、さまざまな手続きを行なわなければなりません。そのうえで申告を行ない、納付することになります。

### ■相続税の申告までの手続きの流れ

　相続開始からの標準的な流れを以下に整理してみました。留意いただきたいポイントも併記しています。相続税の申告までに必要な手続きと期限とを、しっかりと把握しておいてください。

| 被相続人の死亡（相続開始） | |
|---|---|
| 死亡届の提出 | 7日以内に死亡診断書を添付して市区町村長に提出 |
| 葬儀費用の領収書等の整理・保管 | 相続財産から控除されるが、香典返しは葬儀費用には含まれない |
| 遺言書の有無の確認 | 遺言書があれば、家庭裁判所で検認を受けた後に開封 |
| 遺産や債務の確認 | 遺産や債務を確認します |
| 相続人の確認 | 必要があれば、被相続人と相続人の本籍地から戸籍謄本を取り寄せて確認 |

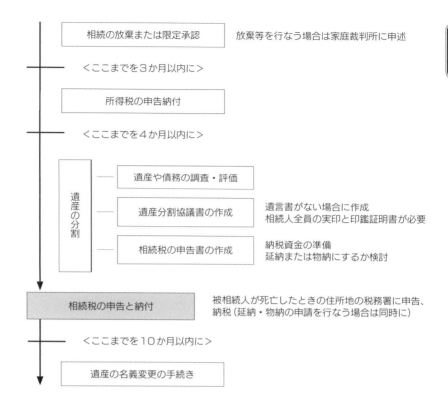

■**相続人全員の協力が不可欠になる**

　この一連の手続きを円滑に進めていくためには、相続人全員の協力が不可欠です。

　10か月という期間は、長いようで、案外、短いものです。繰り返しになりますが、手続きのポイントと期限をしっかりと把握しておき、遅滞なく行なえるようにしておかなければなりません。

**03 ◆ 相続税の仕組み**

# 相続税はどうやって計算するのか？

**A**：3つのステップで計算します。

　相続税はいくら払うことになるのか、相続税の計算方法について、ここでは計算の流れをつかんでいただくことを目的にご説明します。

■**相続税計算の3つのステップ**
　相続税の計算は、大きく分けると次の3つのステップになります。
ステップ1．正味の遺産から基礎控除額を差し引き、遺産の課税対象総額を求める
ステップ2．相続税の総額を計算する
ステップ3．各相続人の納税額を算出する

　相続税の計算は、まず遺産に対する相続税の総額を決定し、それから各相続人が相続する財産に応じて税額を配分し、各相続人の相続税額を算出します。
　相続する人によって、税額の控除または加算があります。計算の仕組みがつかめるように、例を示しておきます。

## ■相続税計算の具体的な方法

ステップ1

次の①と②の金額を比較する
①正味の遺産額
②基礎控除額＝3,000万円＋（600万円×法定相続人の数）

 ①が大きい場合　　　　　　 ②が大きい場合

| 相続税発生 | 相続税発生せず |

正味の遺産額①から基礎控除額②を差し引いた額が課税対象

〔具体例〕
正味の遺産額：1億円
法定相続人：妻と子2人
実際に相続した遺産（実際の分割割合）：妻が　6,000万円（6/10）
　　　　　　　　　　　　　　　　　　　子1が 3,000万円（3/10）
　　　　　　　　　　　　　　　　　　　子2が 1,000万円（1/10）

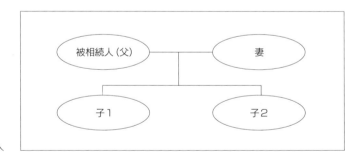

次の①と②の金額を比較する
①正味の遺産額　1億円
②基礎控除額＝3,000万円＋（600万円×3）＝4,800万円

①＞②　→　相続税発生！　課税対象遺産総額：5,200万円

第1章　相続税の仕組み

## 正味の遺産額とは

遺産（みなし相続財産※1を含む）から、非課税財産、葬式費用、債務などを引いたもの

遺産 + (・相続時精算課税の適用を受ける財産 ・死亡前3年以内に贈与された財産 ・みなし相続財産 等) − (・非課税財産※2 ・葬式費用等※3 ・債務等※4)

※1 本来は相続財産ではなく、被相続人の死亡を原因として相続人のもとに入ってきた財産
- 死亡保険金（生命保険金・損害保険金）
- 死亡退職金、功労金、弔慰金
- 生命保険契約に関する権利
- 定期金に関する権利（個人年金など）等

みなし相続財産については、一定額までは非課税財産として控除される
- 死亡保険金や死亡退職金については、500万円×法定相続人の数まで非課税
- 弔慰金については、業務上の死亡では給与（月額）の3年分まで、業務上以外の場合は半年分まで非課税

※2 社会政策的観点から、また国民感情を考慮し、相続財産に含めないもの
- 墓地、仏壇
- 国などに寄附した財産等

※3 葬式・葬送の費用、埋葬・火葬に要した費用、その他通常の葬式等にともなう費用で相当と認められるもの（ただし、墓碑・墓地の購入費用、香典返礼費用などは含まれない）

※4 借入金・事業上の買掛金（相続開始時に現存するもの）、未払いの入院・治療費、納付の確定している所得税・住民税・固定資産税など

---

ステップ2

**相続税の総額を計算する**
課税遺産総額を法定相続分通りに分けた場合の相続税の総額を計算する

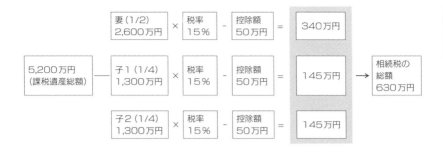

■相続税の速算表（平成27年1月1日以後の相続に適用）

| 法定相続分に応ずる各人の取得金額 | | 税率 | 控除額 |
|---|---|---|---|
| 1,000万円以下 | | 10% | — |
| 1,000万円超 | 3,000万円以下 | 15% | 50万円 |
| 3,000万円超 | 5,000万円以下 | 20% | 200万円 |
| 5,000万円超 | 1億円以下 | 30% | 700万円 |
| 1億円超 | 2億円以下 | 40% | 1,700万円 |
| 2億円超 | 3億円以下 | 45% | 2,700万円 |
| 3億円超 | 6億円以下 | 50% | 4,200万円 |
| 6億円超 | | 55% | 7,200万円 |

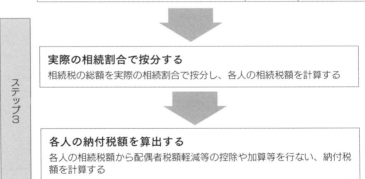

誰が相続するかによって、以下のような加算・控除を行ないます。

配偶者税額軽減：配偶者は、財産の法定相続分もしくは1億6,000万円以下のどちらか大きい金額まで税金がかから

ない

|未成年者控除|：未成年者は10万円×（20歳－相続開始時の年齢）を控除

|相次相続控除|：過去10年以内に相続して相続税を払った人が亡くなった場合、前回の相続税の一定割合を控除

|障害者控除|：一般障害者は10万円×（85歳－相続開始時の年齢）を控除
特別障害者は20万円×（85歳－相続開始時の年齢）を控除

|外国税控除|：外国にある相続財産がすでにその国で相続税が課せられている場合、国内ではそのぶんの税額を控除

|贈与税額控除|：死亡前3年以内に贈与を受けたり、相続時精算課税を利用して贈与を受けたりした場合は、贈与を受けた財産が課税対象となる代わりに、すでに支払った贈与税を控除

|2割加算|：配偶者や一親等血族（本人からすれば親と子および代襲相続人が該当）以外は孫養子も含め納税額が2割増し

■相続税の総額（例：630万円）を実際の相続割合で按分すると……。

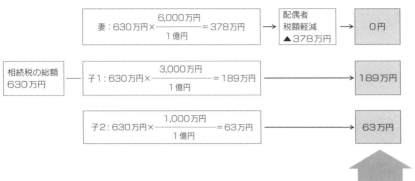

このようにして相続人個々の相続税額を算出します。この流れ（仕組み）をつかんでおくことが相続税対策の基本になります。

**04** ◆相続税の仕組み

# 相続税・贈与税の税務調査では何が調べられる？

**A**：金融資産について金融機関や自宅も調べられます。

　病院やクリニックへの税務調査は経験されたことがあっても、相続税や贈与税の税務調査となると「初めて」という先生も多いでしょう。備えあれば憂いなし。相続税と贈与税の税務調査についてご説明しておきます。

■**相続税の税務調査**
　まず、相続税の税務調査について、です。

１．税務署はどうして相続が発生したことがわかるのか
　相続人等から死亡届の提出を受けた市区町村長は、それを翌月末までに市役所等の所在地の所轄税務署に通知することになっています。さらに通知を受けた税務署長は、これを死亡した人の住所地を所轄する税務署長に回送することになっています。そのため税務署は所轄内で発生した相続を把握できるのです。

■**相続税の申告割合**（平成27年分　国税庁ＨＰより）

| 被相続人<br>(死亡者数) | 申告者数 | 課税割合 | 課税価格 | 税額 |
|---|---|---|---|---|
| 1,290,444人 | 103,043人 | 8.0％ | 145,554億円 | 18,116億円 |

＊死亡者数のなかには、まだ財産を形成できない若年層等も含まれているため、実際の相続税の課税割合はもっと高いと思われます。

＊平成23年度税制改正の影響で課税割合は平成26年分の4.4％から大幅に増加しました。
＊相続財産の金額構成比は、土地38.0％、現金預金等30.7％、有価証券14.9％となっており、金融資産（現金預金等、有価証券）の占める割合が大きくなってきています。

■相続税税務調査状況
（平成27事務年度＝平成27年7月～平成28年6月まで　国税庁ＨＰより）

| 実地調査件数 | 申告漏れ等件数 | 申告漏れ割合 | 申告漏れ価格（1件当り） |
|---|---|---|---|
| 11,935件 | 9,761件 | 81.8％ | 2,517万円 |

＊申告漏れ相続財産の金額の内訳は、現金預金等1,036億円が最も多く、次いで土地410億円有価証券364億円の順となっています。
＊個人所得税の調査割合（約3％）に比べて、高い割合で税務調査が実施され、申告漏れ割合も非常に高い状況です。

2．相続税の調査ポイント
(1) 被相続人や相続人についての調査
　相続人が提出した申告書や添付書類によって被相続人および相続人の個人データをチェックし、1人ひとりの社会的地位や経済力、趣味、社会生活の特性などを調査します。
　調査で得られた情報から財産の流れを把握し、申告された相続財産等に不自然な点がないか確認します。
　また、被相続人の住所や静養地、死亡場所等から、特殊関係者や遠隔地財産の有無も調べます。

(2) 金融機関等への照会
　被相続人、相続人およびその親族や特殊関係人を記載した文書を

作成し、これらの者と取引きしていたと思われる金融機関等に取引資料の提出を求め、これによって金融資産の生前贈与や名義預金の存在を確認します。

(3) 自宅の調査

　相続税の実地調査は、被相続人の住んでいた自宅等で行なわれます。相続財産の現物確認をするとともに、申告書から漏れている財産等がないかを調べます。したがって調べは、金庫、ロッカー、机、書庫などの中身の確認に及ぶことになります。

　調査現場での税務職員は、室内の状況をさりげなく観察し、銀行や証券会社の名前の入ったカレンダーやタオルがないかチェックします。トイレを借りるふりなどをしてほかの室内も観察します。

　貸金庫の鍵などが発見された場合、相続人は金融機関等へ出向くことを求められたりもします。

　対応に困ったり不安になったりしますから、税理士等に立会いを依頼しておきましょう。

3．金融資産の調査ポイント

　税務調査による申告漏れ相続財産は、現金預金等が最も多く、続いて土地、有価証券、の順となっています。このことから税務調査のポイントは、金融資産、とくに被相続人以外の名義の預金や株式の申告漏れの把握になると思われます。

(1) なぜ他人名義の金融資産が「申告漏れ」とされるのか

　配偶者や子・孫名義の預金や有価証券であっても、収入等からすれば実質的な所有者はほかにいるのでは？　と考えるからです。

　預金口座や有価証券の名義が被相続人でなくても、実質的に被相続人のものであるとされるものは相続財産となります。これが名義預金、名義株式と呼ばれるものです。

## （2）名義預金の判定基準は？

・使用印鑑と筆跡

　家族名義の預金の印鑑が、被相続人がいつも使用しているものと同じかどうか。

＊調査現場では、相続人に氏名・職業等を税務署の便箋に記載してもらい、被相続人の預金等の入出金伝票や重要取引の書類の筆跡突合に利用します。

・受取利息

　家族名義の預金利息を被相続人名義の預金等に入金している場合です。

・保管状況

　預金通帳や証書等を誰が保管していたか、家族は自分名義の預金の存在を知っていたか。

・贈与税申告

　贈与税の申告がない場合には、名義預金と判断される可能性が高くなります。

　以上のような基準によって判定されますから、ここをきちんと押さえておく必要があります。

　そのほかの、預金関係に関するいくつかのポイントを例示しておきます。

・定期預金等の満期があった場合の付け替えは誰の名義で行なわれているかを確認

　→主人名義の預金が満期・解約になったのを機に夫人名義の定期預金にしていないか。

・大口預金の引出しがある場合の使い道

　→子どもの建築資金などに使っていないか。

・預金から固定資産税の支払いがあった場合は遠隔地の不動産がないかを確認

→自宅以外の不動産を所有していないか。
・預金から貸金庫の利用料金の引落しがないか確認
　　→貸金庫のなかに相続財産等を保管していないか。
・相続発生直前の入出金目的
　　→手持現金の相続財産が漏れていないか。
・預金から生命保険料等が引き落されている
　　→生命保険金等の申告がされているか。

４．税務調査はいつ行なわれるのか
　相続税申告について税務調査を受ける可能性が高いことは国税庁の資料からもわかりますが、ではいつごろ税務調査がやってくるのでしょうか。

　以前は申告書を提出してから半年から2年後の8月から12月頃が税務調査の行なわれる時期でしたが、最近では4月や5月に行なわれることもあります。
　適正に申告していたつもりでも、税務調査の結果として、申告漏れ財産が出てきたり財産の金額の修正を求められたりします。

■贈与税の税務調査
　次に、贈与税の税務調査についてです。
　贈与税の税務調査は、贈与税の申告をしていない人に対して、税務署から問い合わせがくることも少なくありません。

１．税務署はどうして贈与が発生したことがわかるのか
(1)課税財産の確認
　税務署は、法定調書、登記関係資料、その他の資料を各方面(生命保険会社・法務局・銀行等)から収集し、贈与の事実に基づいて課税財産が適正に申告されているかをチェックします。また、法人

税申告書別表2などから名寄せしたMS法人や医療法人の持株移動から贈与税の課税対象となると思われるものを調べ出します。

＊法定調書とは、所得税法等の法律の規定により税務署に提出が義務付けられているもので、報酬、料金、契約金および賞金の支払調書、不動産の使用料等の支払調書、不動産等の譲受け対価の支払調書など、さまざまな支払いをした者が税務署にその情報を提供する書類です。

　生命保険会社から税務署に提出される生命保険の支払調書から、呼出し調査等の方法によって保険料の出所を確認します。
＊法人税申告書別表2は、MS法人や医療法人が税務署に決算申告をする際に、自社の株主名・株式数・出資額などを記載して提出する書類です。

　税務署に提出した法人税申告書別表2から、株式あるいは出資の移動を把握し、「お尋ね」を出して移動内容の確認をします。

(2)みなし贈与財産の把握

　不動産の取得についての「お尋ね」文書等から、取得資金のうち親族等からの借入金とされているものの実質上は贈与されたとみなされるものがないかを確認します。

　また、生命保険金、損害保険金の収受に際して、保険料の負担者以外の者が受けた保険金がないかの確認や、保険の掛金負担者以外の者が年金（定期金）受取人である定期金給付契約がないかのチェックをします。
＊「お尋ね」とは、税務署から郵送されてくる書類（購入資産の買入価額などについてのお尋ね）で、買入れた資産の住所地や購入金額、支払金額の調達方法等を記入します。

　税務署は、不動産の所有名義の移転を登記事項証明書によって確認し、「お尋ね」を出して名義移転原因を確認します。

また、税務署は、建物の建築を登記事項証明書によって確認し、「お尋ね」を出して建物の建築資金の出所を確認します。

　このように税務署はさまざまな情報源や収集方法によって情報・資料を集め、それらをもとに適正な贈与税の申告がなされているかをチェックします。

## ２．財産名義の移転と贈与の、時期と認識
　贈与税申告や贈与税の調査でよく問題になるのが、贈与の時期と贈与の認識です。
　たとえば、次のような質問を受けることがあります。

Q：昨年の11月に父から、私が現在住んでいる建物の贈与を受けました。しかし、建物の所有権移転登記は本年1月に行ない、親子であるため書面による贈与契約書は作成しませんでした。この場合の贈与のあった日はいつになるでしょうか？

A：建物の贈与の時期は、贈与契約書を作成していないので、現実に贈与が履行された時になります。しかし従前からその建物に居住していたので、いつ履行されたかは明確ではありません。
　このように履行の時期の証明がむずかしい場合は、本年の2月1日から3月15日までに贈与税の申告をすることによって昨年11月の贈与であることを表明することができます。申告もせず贈与の履行の証明もできない場合は、登記が完了した本年1月が贈与の日となります。

・贈与の時期の証明方法
　書面によって贈与契約を交わし、贈与契約の効力発生日を記載することが重要です。

また、確定日付を取っておけば、その書面が確定日付の日に存在していたことが証明されます。確定日付を取っておきましょう。
＊確定日付とは、文字通り変更のできない確定した日付のことで、その日にその証書（文書）が存在していたことを証明するものとなります。
　公証役場で付与される確定日付は、公証人が私書証書に日付のある印章（確定日付印）を押捺した場合の、その日付をいいます。
＊口頭による贈与契約の場合は、その履行があったことを裏付ける資料を残します。
＊現金の贈与を受けた場合は、ただちに銀行などの預金口座に入金することです。その銀行などは贈与を受けた人の住所地の近くが望ましく、印鑑も自分がいつも使用しているものを使うといった注意が必要です。

２．借入金なのか贈与なのか
　親族等からの借入金なのか贈与なのかが問題となることも、よくあります。
　借入金であることを明らかにするには、次のようにしておくことです。
・借用証書を作成し返済期限、返済方法等を明確にする
・返済が確実に行なわれていることを明らかにする（通帳を通した返済など）
　親族からの借入金は、「あるとき払いの催促なし」になりがちですから、贈与とみなされないためには、証明できる証拠となるものを揃えておくことです。これが大変重要となります。

３．もらった側の認識
　贈与という法律行為は、贈与の意志と受贈者の意志が揃わなければ成立しませんから、贈与者が勝手に作成した受贈者名義の預金通

帳等では贈与の要件が揃わないことになります。このことが、後の相続税調査で大変な問題を招くこととなります。

　特に孫への贈与の場合の注意点としては次のことに留意してください。
・贈与契約書を必ず作成して残しておく
・通帳などの財産管理は孫が行なう

　孫が幼い場合（小学校入学前）は、法定代理人（親権者や未成年後見人）が代理して契約を結んだり財産管理を行なうことになります。

　贈与税対策は、計画的に確実に行なっておくことです。贈与する側とされる側、お互いの共通認識が欠かせません。そして、証拠となるものをきちんと残しておくようにしましょう。

# 第2章

## 特例などを活用する相続対策

いますぐ自分でできる節税対策の基本項目です。
これだけは対応しておきましょう。

## 05 ◆ 特例などを活用する相続対策
# 「年間110万円までの贈与は税金がかからない」と聞いたが？

**A：110万円は、贈与税の「非課税枠」の金額、検討すべきです。**

　贈与税は、贈与を受けた財産の総額から、非課税枠110万円を差し引いた残りの金額に対して課税されます。そのため年間にもらった財産の総額が110万円を超えない場合は、贈与税がかかりません。たとえば年間200万円の贈与を受けた場合、200万円－110万円＝90万円ですから、この90万円に対して贈与税が課税されます。

■ **110万円は、1年ごと、1人ずつの非課税枠**
　非課税枠は1年ごとに110万円となるため、毎年少しずつ贈与をすることで、税負担なく財産を移すことができます。

　たとえば相続財産の総額9,000万円の人が、毎年110万円を10年間にわたって贈与した場合、贈与後の相続財産は

　9,000万円－（110万円×10年）＝7,900万円

となり、1,100万円減らすことができます。そのぶん、相続税の負担も減少します。

　この110万円の非課税枠は、財産をもらう人ごとに定められているため、たとえばお子さんが2人いて、それぞれに贈与をする場合、110万円×2人＝220万円を贈与税非課税で移すことができます。この場合、10年間で相続財産は

9,000万円－（220万円×10年）＝6,800万円

となり、2,200万円も減らすことができます。

ただし、相続開始前3年間の贈与については注意が必要です（詳しくは後述します）。

相続税が課されることが予測される場合は、早めに贈与を進めておくとよいでしょう。

## 06 ◆特例などを活用する相続対策
# 嫁や孫にも贈与したいのだけれど？

**A：子の配偶者や孫への贈与は、相続税対策にとても有効です。**

■贈与税が発生しても110万円以上贈与したほうが得策となることも

年間110万円までの贈与は非課税になることを前項でご説明しましたが、贈与税を納めてでも贈与をしたほうがトータルの税負担を少なくすることができ、得策となることがあります。

贈与税は以下の税率と控除額で計算します（相続税の計算方法は23ページで紹介しています）。

■20歳以上の人が、直系尊属から贈与を受けた場合（特別税率）

| 基礎控除後の課税価格 | 税率 | 控除額 |
|---|---|---|
| 200万円以下 | 10% | |
| 200万円超400万円以下 | 15% | 10万円 |
| 400万円超600万円以下 | 20% | 30万円 |
| 600万円超1,000万円以下 | 30% | 90万円 |
| 1,000万円超1,500万円以下 | 40% | 190万円 |
| 1,500万円超3,000万円以下 | 45% | 265万円 |
| 3,000万円超4,500万円以下 | 50% | 415万円 |
| 4,500万円超 | 55% | 640万円 |

■上記以外の場合（一般税率）

| 基礎控除後の課税価格 | 税率 | 控除額 |
|---|---|---|
| 200万円以下 | 10% | |
| 200万円超300万円以下 | 15% | 10万円 |
| 300万円超400万円以下 | 20% | 25万円 |
| 400万円超600万円以下 | 30% | 65万円 |
| 600万円超1,000万円以下 | 40% | 125万円 |
| 1,000万円超1,500万円以下 | 45% | 175万円 |
| 1,500万円超3,000万円以下 | 50% | 250万円 |
| 3,000万円超 | 55% | 400万円 |

この表からもおわかりいただけるとおり、贈与税の税率は非常に高く定められていますが、相続税率が30％になるくらいの財産があるなら、30％より低い税率の範囲内で生前から贈与したほうが、早期に低い税率で財産をわたすことができます。

たとえば310万円の贈与を行なうとします。この場合は、310万円から非課税枠110万円を差し引いた200万円に対して贈与税がかかります。税率は、表の「200万円以下」に該当しますから10％です。

（310万円－110万円）×10％＝20万円

贈与税負担は20万円になります。

毎年310万円の贈与を10年間行なえば、200万円の贈与税負担で3,100万円を移すことができます。

このように相続税が高い税率で課されると見込まれる場合は、贈与税を納めてでも贈与をするほうが得策となるのです。

・相続開始前3年間の贈与は相続財産に含めることになる

ただし、相続開始前3年間の贈与については注意が必要です。

相続が発生した場合、その相続発生日から過去3年間に相続人へ贈与した財産は、その贈与がなかったものとして相続財産に含めて計算することになります（贈与財産の持ち戻し規定といいます）。

相続発生が見込まれるからと直前に贈与を行ない、相続税負担を逃れようとするのを防ぐために、そう定められているのです。

■子の配偶者や孫への贈与が有効な理由

子の配偶者や孫への贈与は、相続対策に非常に有効です。

前述の、相続発生日から過去3年間の贈与財産の持ち戻し規定は、相続人である人への贈与に限られています。相続人でない人は、この規定を受けることはありません。

ですから相続人でない人──たとえば子の配偶者や孫など──へ

の贈与は、相続発生直前であっても相続財産に持ち戻す必要はないのです。

また、孫へ贈与すると、相続の一代飛ばしの効果も生まれます。

詳細は後述しますが、相続税法の仕組み上、まずは子への相続の際に相続税を負担し、さらにその子から孫への相続で再び相続税を負担することになります。ところが孫へ贈与することによって、税額負担は1回ですむことになるのです。

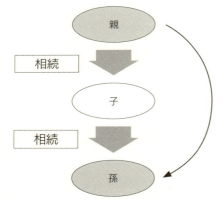

## 07 ◆特例などを活用する相続対策
# 自宅はすべて自分名義になっているが、妻の名義にできる？

**A：一定の要件を満たせば2,000万円分まで贈与税非課税で配偶者へ移せます。**

　贈与税の控除のひとつに、配偶者控除があります。これは婚姻期間が20年以上の夫婦間で、以下の要件を満たすならば、居住用不動産の贈与をした場合、最高2,000万円まで控除することができる特例です。

### ■婚姻期間20年以上なら受けられる「おしどり贈与」の特例
　この特例の要件は、次のとおりです。
1．夫婦の婚姻期間が20年を過ぎたのちに贈与が行なわれたこと
2．配偶者から贈与された財産が、自分が住むための国内の居住用不動産であること、または居住用不動産を取得するための金銭であること
3．贈与を受けた年の翌年3月15日までに、贈与により取得した国内の居住用不動産、または贈与を受けた金銭で取得した国内の居住用不動産に、贈与を受けた者が現実に住んでおり、その後も引き続き住む見込みであること

※配偶者控除は、同じ配偶者からの贈与については一生に一度しか適用を受けることができません。

　この特例は、婚姻期間が20年以上という要件から、「おしどり贈与」と呼ばれています。
　2,000万円の控除額には、暦年贈与の非課税枠である110万円は含まれていないため、合計2,110万円まで贈与税非課税で贈与する

ことができます。

　ご自宅のうち上記の金額分までを配偶者へ贈与することによって、相続財産を減らすことができます。

### ■相続開始直前まで贈与可能

　また、この制度を利用して贈与をした場合、相続開始前３年以内にこの贈与をしても、相続財産に含める必要はありません。そのため相続開始直前でも相続対策として贈与することができます。

　ただし、登録免許税や不動産取得税がかかります。

　また、配偶者も財産を多くもっている場合は、配偶者の相続財産が増えることになりますから、夫婦間の保有財産のバランスをみて贈与するかどうかを検討してください。

**08** ◆特例などを活用する相続対策

## 子どもが家を買う資金を援助してやりたいのだが？

**A：「住宅取得等資金贈与」の特例を使えば、一定額までは非課税で贈与できます。**

　住宅を取得する際に、親から贈与を受ける子どもは多いでしょう。もしも平成33年までに住宅を取得されるなら、「住宅取得資金等贈与」の特例活用を検討されてはいかがでしょう。相続時に親の相続財産に持ち戻されることもありませんので、効果的な節税対策になります。

　この特例は、親だけではなく、祖父母、曾祖父母からの贈与も対象となります。1世代飛ばした財産の移転は、相続税の観点からもかなり得策です。

　祖父母等が資産をもっていて相続時に相続税が必ず課税されるという場合には、相続で孫に財産を移転するよりも、今年中に住宅取得等資金を贈与するほうが税メリットは高くなります。

### ■「住宅取得等資金贈与」の特例とは

　この特例の概要は次のとおりです。
(1) 期間：平成27年1月1日から平成33年12月31日まで
(2) 贈与される人：その年の1月1日において20歳以上で、贈与を受けた年の合計所得金額が2,000万円以下の者
(3) 贈与する人：贈与される人の直系尊属（父母・祖父母等）
(4) 対象資金：新築、取得または増改築の対価に充てるための資金
(5) 要件：①贈与を受けた資金の全額について、贈与を受けた年の翌年3月15日までに住宅の取得または増改築に充て、その住宅に居住することが確実であること

※新築、中古を問わない。
② 贈与を受けた年の翌年の3月15日までに、贈与税の申告書を提出しなければならない
(6) 暦年課税または相続時精算課税の従来の非課税枠に上乗せできる非課税限度額は次のようになります。

### ■非課税限度額

1 下記2以外の場合

| 住宅用の家屋の新築等に係る契約の締結日(注3) | 省エネ等住宅(注4) | 左記以外の住宅 |
|---|---|---|
| 平成27年12月31日まで | 1,500万円 | 1,000万円 |
| 平成28年1月1日から<br>平成32年3月31日まで | 1,200万円 | 700万円 |
| 平成32年4月1日から<br>平成33年3月31日まで | 1,000万円 | 500万円 |
| 平成33年4月1日から<br>平成33年12月31日まで | 800万円 | 300万円 |

2 住宅用の家屋の新築等に係る対価等の額に含まれる消費税等の税率が10%である場合(注2)

| 住宅用の家屋の新築等に係る契約の締結日(注3) | 省エネ等住宅(注4) | 左記以外の住宅 |
|---|---|---|
| 平成31年4月1日から<br>平成32年3月31日まで | 3,000万円 | 2,500万円 |
| 平成32年4月1日から<br>平成33年3月31日まで | 1,500万円 | 1,000万円 |
| 平成33年4月1日から<br>平成33年12月31日まで | 1,200万円 | 700万円 |

(出典：国税庁「住宅取得等資金の贈与税の非課税」のあらまし)

### ■土地等だけの取得には適用されない

住宅取得等資金贈与の非課税特例の適用対象となる「住宅用家屋等の取得等」とは、以下のとおりです。
・住宅用家屋の新築

・建築後使用されたことのない住宅用家屋の取得
・一定の既存住宅用家屋の取得
・住宅用家屋について行なう一定の増改築工事
・上記の新築等とともに取得する、その敷地の用に供されている土地等の取得

　土地等のみを取得した場合にはこの特例は適用されませんので、ご注意ください。
　また、要件(5)の①については、贈与の年の翌年3月15日までに完成しておらず未居住だけれども、棟上げ等の段階まで建築がすすんでおり贈与の翌年12月31日までに居住することが確実と見込まれる、というような場合には適用が認められます。
　ただし12月31日までに居住していなければ、遡って贈与税と延滞税を納めなければなりません。

■**相続時精算課税制度を選択した場合、その非課税枠との合計金額まで贈与税は非課税**

　そしてもうひとつ、特例の概要(6)にあるとおり、相続時精算課税制度を選択された場合には、相続時精算課税贈与の2,500万円の特別控除額と、この住宅取得等資金贈与の非課税枠を合わせた金額までは、贈与税は課税されません。
　相続時精算課税制度は贈与者が60歳以上であることが要件ですが、住宅取得資金贈与は贈与者が60歳未満でも可能です。

■**試算例**

　この住宅取得等資金贈与の特例を活用すると、贈与税の節税効果はどれくらいになるのか、モデルケースを設定して試算してみましょう。

・計算例：平成29年の場合
　父親から住宅取得等資金として3,500万円の贈与を受け、相続時精算課税を選択、かつ住宅取得等資金贈与の非課税特例の適用を受けたときをモデルケースとします（下図）。

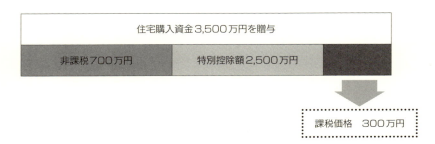

・課税価格の計算
3,500万円 − 700万円（非課税枠）− 2,500万円（特別控除額）＝ 300万円

・贈与税の計算
300万円の贈与税……19万円

　贈与税は、このとおり19万円になります。いかがでしょう。この特例の活用を検討してみる価値があるのはおわかりいただけるはずです。

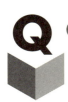

### 09 ◆ 特例などを活用する相続対策

# 教育資金の贈与は、どうすればいい？

**A：専用の口座をつくり、そこへ贈与したい金額を振り込みます。**

教育資金の贈与制度があることは、目や耳にされたことがあるのではないでしょうか。

平成25年4月1日から平成31年3月31日までのあいだにおいて、30歳未満の人が、教育資金に充てるために、父母や祖父母などから資金の贈与を受けた場合等には、1,500万円までは贈与税が非課税になる、という制度です。

■**教育資金贈与制度を利用するには**

(1) 教育資金口座の開設

この非課税制度の適用を受けるためには、まず金融機関に専用の口座を開設し、口座を開設した金融機関を経由して「教育資金非課税申告書」を税務署に提出する必要があります。

専用口座は受贈者1人につき1口座のみとなります。そのため複数の金融機関にこの専用口座をつくることはできません。

(2) 口座からの払出しと、教育資金の支払い

専用口座に入金されたお金を実際に教育資金に充てたら、その領収書などを金融機関へ提出する必要があります。領収書はなくさないよう保管しておきましょう。

払出し方法や領収書の提出については、口座を開設した金融機関で案内してもらえます。

(3) 教育資金口座にかかる契約の終了

教育資金口座にかかる契約は、以下のいずれかに該当した場合に

終了となります。
　①受贈者が30歳に達したとき
　②受贈者が亡くなったとき
　③口座の残高がゼロになり、契約終了の合意があったとき
　これら①〜③のいずれかに該当した時点で残額がある場合は、該当した日の属する年の贈与税の課税対象となります。そのため残額が非課税枠を超える場合には、贈与税の申告が必要となります。

### ■教育費の範囲
　「教育資金に充てるため」の制度ですから、この制度を利用して贈与を受けた金銭については、使途が定められています。以下がその一例です。
　①学校の入学金、授業料、入園料、保育料など
　②修学旅行費、学校給食費など学校教育に必要な費用
　③学校等以外に直接支払う、学習塾や水泳教室、ピアノ教室などの費用（500万円まで）
　④その他一定のもの
　詳しくは文部科学省のホームページに示されています。

### ■有効なのは、贈与者が高齢でまとまった金額を贈与しておきたいとき
　子どもや孫への生活費や教育費などは、必要のある都度、資金を渡しても贈与とはされません。ですから、この制度の適用を受けるかどうかの判断には、贈与者が高齢で、まとまった金額をあらかじめ贈与しておきたいかどうか、それがいちばんのポイントになります。贈与者が高齢な場合に有効な制度なのです。
　なお、この制度によって贈与した金銭については、相続時の持ち戻し（詳細は別項Q06で説明しています）がありませんから、相続直前の対策に使えるでしょう。

## 10 ◆ 特例などを活用する相続対策
# 結婚や子育ての費用を非課税で贈与できる？

**A：一定の要件を満たせば1,000万円まで贈与税なしで贈与できます。**

ご存じでしょうか。結婚や子育て資金に充てるための金銭等の贈与を父母などから受けた場合、1,000万円まで（結婚費用については300万円まで）は贈与税が非課税となる制度があります。平成27年4月1日から平成31年3月31日までのあいだであれば、ですが。

■結婚・子育て資金の一括贈与の非課税制度とは

この制度の概要を整理すると、次のようになります。

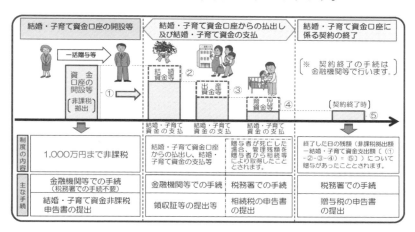

(出典：国税庁)

では、「結婚・子育て資金」には、どういう資金が該当するのでしょうか。

1．結婚資金

まず「結婚資金」は、結婚に際して支払う以下のような金銭（300

万円まで)になります。
・挙式や結婚披露宴のための費用
・家賃や敷金などの新居費用
・新居への引越し費用

## 2．子育て資金
　次に「子育て資金」は、妊娠・出産および育児に要する以下のような金銭が該当します。
・不妊治療や妊婦健診の費用
・出産や産後ケアの費用
・子の医療費、幼稚園や保育園の保育料など

　なお、結婚・子育て資金の範囲の詳細は内閣府ホームページに掲載されています。

## 3．要件
　この制度の「一定の要件」とは、以下のとおりです。
受贈者：20歳以上50歳未満であること
贈与者：受贈者の直系尊属であること(父母や祖父母など)

　この非課税制度の適用を受けるためには、金融機関に専用の口座を開設し、その口座のある金融機関を経由して、「結婚・子育て資金非課税申告書」を所轄税務署長に提出することになります。

## 4．注意点
　注意すべき点もあります。
・受贈者が50歳に達した場合
　この制度の要件を満たさなくなり、契約終了となります。契約終了時に、非課税拠出額から結婚・子育て資金支出額を控除した残り

の金額(以下、管理残額)がある場合、その管理残額が贈与税の課税価格に算入されます。

したがって、その残りの金額が非課税枠である110万円を超える場合は、贈与税の申告を行なう必要があります。

・贈与者が亡くなった場合

死亡日における贈与税の管理残額を、贈与者から相続などにより取得したものとみなします。つまり贈与者の相続財産に含めて相続税の計算をすることになります。

この規定は、教育資金贈与とは異なりますから、注意が必要です。

■まとまった金額や孫への贈与に有効

このような規定があるため、結婚・子育て資金贈与はほかの非課税制度よりも使い方がむずかしいかもしれません。

しかし孫へ財産を渡したい場合には、以下のメリットがあります。

孫が結婚・子育て資金の贈与を受け、贈与者の死亡により契約終了となったとします。その場合、管理残額は相続財産に含まれ、孫が遺贈を受けたことになります。

通常であれば、相続人でない孫が遺贈を受けた場合、通常の相続税の20％増しの税額を負担しなければなりませんが、結婚・子育て資金であれば、この20％増しの対象となりません。

まとまった金額を贈与したい場合や、孫へ渡したい場合に活用するとよいでしょう。

## 11 ◆特例などを活用する相続対策
# Q 相続して得をするのは現金？それとも不動産？

## A：相続税を考慮すると、得をするのは不動産でしょう。

　現金と不動産。どちらで相続するのが得策か、迷われるのはよくわかります。
　1億円の現金と売買取引時価1億円の不動産を例に、どちらを相続したほうが得か、考えてみましょう。

**■現金と不動産では評価方法が異なる**
　現金と不動産とでは、相続税を計算する際に使用する時価（相続税評価額）の評価方法が異なります。
　そこで、不動産はどのように評価するのか、ご説明しましょう。

**（1）土地**
　土地の評価方法には、「路線価方式」と「倍率方式」との2つの方式があります。
　「路線価」とは、国税庁が示す土地（全国の主要な市街地の道路）の値段です。毎年1月1日が評価時点となり、7月上旬ごろに公表されます。

| | |
|---|---|
| 路線価方式 | 路線価方式は、土地の面する路線（道路）の1㎡当たりの標準路線額をもとに評価する方法で、「路線価図」にまとめられています。 |
| 倍率方式 | 倍率方式は、路線価の定められていない地域の評価方式で、固定資産税評価額に一定の倍率をかけて計算します。なお、倍率は「評価倍率表」にまとめられています。 |

現金1億円の財産評価額は1億円です。

　いっぽう、売買取引時価1億円の土地はどうかといえば、財産評価額は1億円にはなりません。

　路線価方式で評価すると、財産評価額はおよそ売買取引時価の70％〜80％ぐらいになりますから、売買取引時価1億円の土地の財産評価額は、通常、7,000〜8,000万円になります。

　というわけで、現金よりも土地のほうが財産評価額は安くなり、相続税も安くなるのです。

　賃貸マンションの場合は、上記の評価額　×（1－借地権割合×借家権割合）となりますから、さらに財産評価額を低くすることができます。

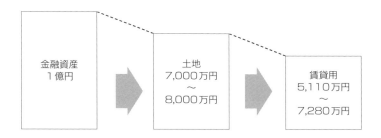

## （2）建物

　建物は、固定資産税評価額によって評価します。固定資産税評価額の目安は、標準的な建築費用の60％〜70％となっています。

　賃貸マンションの場合は、上記の評価額×（1－借家権割合30％）となりますので、さらに財産評価額を低くすることができます。

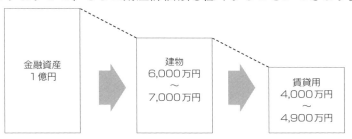

不動産の評価方法は以上のとおりですから、多額の現金を所有されている方は、生前にその現金で不動産を購入し、それを相続させるようにしておけば相続税が得になるわけです。
　「借入れをして不動産を購入すると相続対策になるよ」というアドバイスを受けられることがあるかもしれません。世間一般でよくいわれます。けれど、自己資金で土地を購入しようと、借入れをして土地を購入しようと、最終的な評価額と節税の対象額は、まったく変わりません。つまり借入れをしてもしなくても、相続対策の効果は同じということです。

■**高額でない不動産なら生前贈与も検討してみる**
　贈与についても、すこし触れておきます。
　評価額がさほど高額でない不動産の場合は、低い税率で贈与することができますから、生前に贈与を考えてみてもいいかもしれません。
　ただし、賃貸マンションの贈与を受けたひとが、贈与を受けたあとすぐにそれを売却してしまうと、その売買金額を財産評価額とみなされてしまう可能性があります。
　検討するうえで考慮してください。

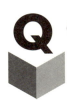

**12 ◆ 特例などを活用する相続対策**

## 不動産の値上がりに備えて講じておく相続税対策は？

**A：高収益物件や値上がり物件なら、相続時精算課税制度で早期に贈与しましょう。**

　所有している不動産のなかに、今後値上がりすると見込まれる物件をおもちであれば、値上がりする前に、「相続時精算課税制度」という方式で、お子さんやお孫さんに贈与されることをおすすめします。

■相続時精算課税制度の概要

　「相続時精算課税制度」というのは、整理すると次のようなものです。

| 項　目 | 内　容 |
|---|---|
| 贈与者 | 60歳以上の父母、祖父母 |
| 受贈者 | 20歳以上の推定相続人である子または孫 |
| 対象資産等 | 種類、金額、贈与回数に制限なし |
| 非課税枠 | 贈与者1人あたり2,500万円まで |
| 税額 | {受贈額（累積）－2,500万円}×20％ |
| 届出および申告 | 利用した年の翌年に必ず届出書を添えて申告 |
| 相続時の手続き | 贈与財産を贈与時の時価で相続財産に加算 |
| メリット | 一度に高額な贈与がしやすい |
| デメリット | 相続財産が減るわけではない<br>一度制度を選択するとその後に暦年贈与に戻すことができない（選択した贈与者毎の判定） |

よく、「無税で2,500万円まで贈与できると聞いたのですが……」という質問をいただくことがあります。これはまさしく「相続時精算課税制度」について耳や目にされての質問かと思うのですが、正確にいえば無税ではなく、「相続時まで課税が停止している」というのが正しい理解です。単なる相続財産の先取りであり、実際に無税になるかどうかは相続が発生したときの被相続人の正の遺産総額によります。

遺産総額が控除範囲内であれば、結果として無税で贈与できるにすぎません。

では、あまりメリットはないのかといえば、そうではありません。大きなポイントは3つあります。

### ■相続時精算課税制度の3つのポイント

**1．贈与者ごとに2,500万円まで非課税**

1つ目は、「贈与者ごとに2,500万円まで非課税」というものです。つまり父と母それぞれから2,500万円ずつ、計5,000万円の贈与を受けても非課税なのです。

金額として十分な効果があるでしょう。

**2．贈与時の時価で相続財産に加算される**

2つ目は、「贈与時の時価で相続財産に加算」というものです。これが相続対策に大きな効果をもたらすことがあります。

もう少し詳しくご説明しましょう。

この「相続時精算課税制度」では、贈与をしたひとが亡くなり相続が発生したときに、贈与を受けたひとが取得する相続財産に贈与財産を上乗せして相続税が計算されることになります。この上乗せする贈与財産の金額が、贈与時の時価となるのです。

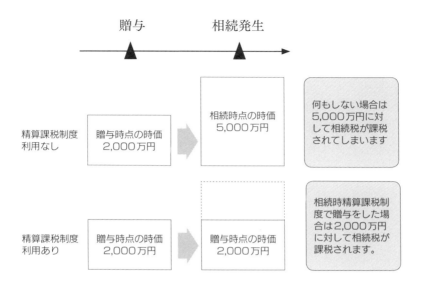

　したがって値上がりすることが確実な不動産がそのまま相続された場合は、値上がり後の時価で相続税が計算されます。それに対して、相続時精算課税制度で贈与をして相続された場合は、値上がり前の時価で相続税が計算されます。そこで大きな節税効果が生まれるのです。

3．収益物件を生前贈与することにより、子・孫に所得蓄積ができる
　3つ目は、親ではなく「子・孫に所得蓄積ができる」というものです。今後収益が期待できる不動産を子・孫に贈与することにより、親に蓄積される所得を子・孫に蓄積させることができます。これが相続税対策となるのです。

■選択するうえでの注意点
(1) 相続時精算課税制度を選択した場合、その選択を撤回することはできません。

選択後のその贈与者からの贈与財産については、暦年課税の基礎控除額110万円を使うことはできなくなります。

(2) 生前贈与した財産が値下がりした場合でも、値下がり前の贈与時の価額で相続財産に加算しなければなりません。こうなると相続税の計算上不利になります。

　　これらを踏まえたうえで、暦年贈与と比較して、どちらが相続税対策として有効か、慎重に検討することが重要です。

## 13 ◆特例などを活用する相続対策
# 生命保険はむずかしそうだが、相続税対策になる？

**A：加入形態によってさまざまな節税対策があります。**

　生命保険にはたくさんの商品がありますから、その仕組みを理解し、相続税対策に効果の高いものを選ぶのはたしかに面倒で抵抗があるかもしれません。

　けれど、現金で保有しているよりも、生命保険に加入したほうが相続財産の評価が低くなりますから、相続税は安くなります。

　ここでは相続税対策として、３つの方法をご紹介しましょう。

■生命保険を用いた相続対策３つの方法

１．相続税の非課税金額を活用する

　まず、被相続人が自分を被保険者とする生命保険に加入し、保険料も被相続人が負担するケースです。

　被相続人が亡くなり、その保険金を相続人（相続を放棄した人や相続権を失った人は含まれません）が受け取った場合、すべての相続人が取得した保険金の合計額が非課税限度額以下であれば、相続税は課税されません。

　その非課税限度額は、次の式によって計算した額です。

　　５００万円×法定相続人の数＝非課税限度額

注１：法定相続人の数は、相続を放棄した人がいても、その放棄がなかったものとした場合の相続人の数をいいます。
注２：法定相続人のなかに養子がいる場合の法定相続人の数は、次のとおりとなります。

イ　被相続人に実子がいる場合は、養子のうち1人を法定相続人の数に含めます。
　　ロ　被相続人に実子がいない場合は、養子のうち2人を法定相続人の数に含めます。
　なお、相続人以外の人が取得した保険金には、非課税の適用はありません。

　相続人が3人いる場合、非課税限度額は1,500万円になりますから、この1,500万円までの死亡保険金は、非課税で相続人に移転することができるのです。

2．保険料を贈与して保険に加入してもらう
　次に、相続人が契約者で、被相続人を被保険者として生命保険に加入、保険料は相続人が負担します。
　このケースで、その保険金を相続人が受け取った場合は、次の金額に対して所得税が課税されます。
　　**（保険金の額－払い込み保険料）－50万円×1/2＝一時所得**
　相続税の最高税率は55％に設定されています。このケースの場合は、受け取った保険金の2分の1以下が所得税の課税対象となり、所得税の最高税率45％（住民税を考慮すると55％）の半分以下になるのですから、それだけの節税効果が生まれます。

　上記1．のケースとの大きな違いは、過去に払い込んだ保険料を保険金の額から差し引くことができ、かつ、課税される所得の金額が半額になるところです。
　ただし、一時所得以外の所得がとても高額である場合は、所得税の累進税率により、税コストが高くなることもあります。

　この2．のケースの保険料の支払いについて、暦年贈与の年間

110万円の非課税枠を活用すれば、節税効果はさらに高まります。保険料の負担能力のない子に対して保険料を贈与し、その贈与において毎年、非課税枠を活用すれば、親は財産を計画的に減らすことができ、子は小さい税コストで保険金を受け取ることができることになります。

ただし、贈与税の申告書を毎年提出する必要がありますから、保険料の支払い口座を子の名義にし、親はその口座に保険料を贈与するようにするなどの対応が求められます。

また、口座関係の印鑑が親のものであったりすると、認められなくなりますから注意が必要です。

①相続税の非課税金額を活用した場合

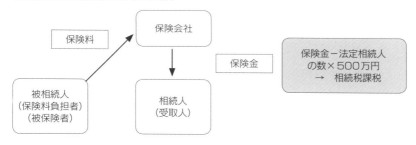

②保険料を贈与して保険に加入してもらう場合

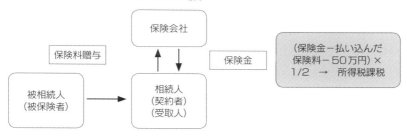

### 3．低解約型保険を活用する

もうひとつは、「低解約型保険」を活用し、被相続人が契約者、相続人を被保険者とする生命保険に加入するケースです。

このケースでは、被相続人が死亡した場合、その保険契約の保険

金を受け取る権利は相続人が取得することになり、その権利は相続時点の解約返戻金の額により相続税が課税されます。

「低解約型保険」は、一定期間、解約返戻金が低額に設定されており、その一定期間を過ぎると、下図のように爆発的に解約返戻金の額が増加するものです。

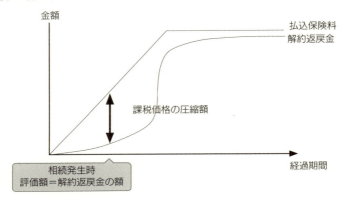

たとえば保険料払込金額が5,000万円であれば、相続発生時の解約返戻金の額は1,000万円になります。

低解約期間に相続が発生した場合は、解約返戻金の額に対して相続税が課税されますから、課税価格を4,000万円圧縮できることになります。これだけの節税効果が得られるのです。

また、低解約期間を過ぎて、解約返戻金が高くなった時点で保険を解約することによって、満額ではありませんが、払い込んだ保険料も回収できます。

相続税対策の観点から生命保険について3つの方法をご紹介しましたが、もちろん、生命保険本来の目的である「保障」も軽視できません。

保険加入を検討される場合は、ご自身の目的に適うものかどうか、保険契約を慎重に検討されるとともに、税理士に相談されるといいでしょう。

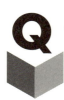

**14 ◆ 特例などを活用する相続対策**

## 小規模企業共済の活用で税金は安くなる？

**A：税務上のメリットは大きいといえます。**

小規模企業共済を使うメリットとしては、次のようなことがあります。
- 支払った掛金が所得税の所得控除（小規模企業共済等掛金控除）として取り扱われます。
- 共済金を一括で受け取った場合には、課税上有利な退職所得として所得税が課税されます。
- 共済金の支給前に相続が発生した場合には、退職手当金等となり非課税限度額以下であれば無税で共済金を相続人に取得させることができます。

■**小規模企業共済とは**

さて、では小規模企業共済とはいったいどういう制度なのか、ご説明しておきましょう。

この共済は次のような特徴を備えています。

| | |
|---|---|
| ポイント1 | 廃業時・退職時に共済金を受け取ることができます。受け取り方法は一括・分割・併用のいずれかを選べます。 |
| ポイント2 | 共済金は税法上有利な「退職所得扱い」または「公的年金等の雑所得扱い」となります。 |
| ポイント3 | 掛金は毎月1,000円〜70,000円の範囲内で自由に選べ、全額所得控除となります。 |
| ポイント4 | 事業資金等の貸付制度が利用できます。（担保・保証人は不要）地震、台風、火災等の災害時にも貸付を受けられます。 |

■**小規模企業共済の共済金とは**

　小規模企業共済は、中小企業基盤整備機構が運営するものです。これに加入している個人事業主は、事業を廃止したことによって共済金を受け取ります。

　そもそもは個人事業主の退職金の準備制度で、受け取った共済金は退職所得として課税されます。

　その計算は、受取額から退職所得控除額を控除し、さらにその2分の1の金額が退職所得となって、これが所得税の課税対象になります。課税対象額はほかの所得（事業所得、雑所得等）と合算しませんので、課税上有利な取扱いになっています。

（ 収入金額（源泉徴収される前の金額） － 退職所得控除額 ） × 1/2 ＝ 退職所得の金額

**退職所得控除額**

| 勤続年数(=A) | 退職所得控除額 |
| --- | --- |
| 20年以下 | 40万円×A<br>（80万円に満たない場合には、80万円） |
| 20年超 | 800万円+70万円×（A－20年） |

①掛金の取扱い

　掛金は月額1,000円以上70,000円以下とされ、500円刻みで設定できます（上限は年間84万円）。

　小規模企業共済の掛金については、全額が支払った年の所得控除（小規模企業共済等掛金控除）として取り扱われますから、税務上のメリットは大きいといえます。

②加入条件

　医院で常時使用する従業員数が5人以下の場合に加入できます。また、配偶者などが共同経営者の要件を満たしていれば、共同経営

者として加入できます。

ただし医療法人の役員に関しては加入できないことになっています。

③共済金の取扱い

共済金は原則として一括して支給されますが、申請により分割支給の方法も取れます。通常、一括で受け取った共済金は所得税の退職所得課税の対象となりますが、分割で受け取った共済金は所得税の雑所得（公的年金課税）課税の対象となります。

契約者が共済金の支給前に死亡した場合には、その遺族に対して共済金が支給され、相続税の対象となります。

相続人等が受け取った、死亡による共済金等の退職手当金等は、その全額が相続税の対象となるわけではありません。すべての相続人（相続を放棄した人や相続権を失った人は含まれません）が取得した退職手当金等を合計した額が、非課税限度額以下のときは課税されません。

非課税限度額は次の式により計算した額です。

**500万円×法定相続人の数＝非課税限度額**

注1：法定相続人の数は、相続の放棄をした人がいても、その放棄がなかったものとした場合の相続人の数をいいます。

注2：法定相続人のなかに養子がいる場合の法定相続人の数は、次のとおりとなります。

①被相続人に実子がいる場合は、養子のうち1人を法定相続人の数に含めます。

②被相続人に実子がいない場合は、養子のうち2人を法定相続人の数に含めます。

なお、相続人以外の人が取得した退職手当金等には、非課税の適用はありません。

| 共済金の取得のケース | 税法上の取扱い |
|---|---|
| 事業を廃止した場合等の共済金 | 退職所得 |
| 65歳以上で180か月以上掛金を支払っている場合の任意解約等による共済金 | |
| 上記以外の解約による共済金 | 一時所得 |
| 分割払いの方法による共済金 | 雑所得<br>(公的年金課税) |
| 契約者が死亡した場合の遺族に対して支給される共済金 | 退職手当等※ |

※相続税が課税されます(非課税枠あり)

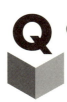

**15** ◆特例などを活用する相続対策

# 養子縁組に節税メリットはある?

**A**:法定相続人が増えることで節税メリットが生まれます。

相続対策のひとつとして、孫を養子にするといった方法があります。養子縁組の節税メリットを見ていきましょう。

■養子縁組の節税メリット

養子縁組は、法的に「親子」となる行為のことです。法的に他者と親子関係になるといっても、一般的な養子縁組では実の親との親子関係も存続します。実の親子関係がなくなるといった問題は生じません。

法的に親子になれば養子は養親の法定相続人となりますから、下記のとおり相続税の節税メリットを受けることができます。

1. 相続税の基礎控除額の増加(3,000万円+600万円×法定相続人の数)
2. 退職手当金等の非課税金額の増加(500万円×法定相続人の数)
3. 生命保険金の非課税金額の増加(500万円×法定相続人の数)
4. 相続税の累進税率緩和

養子が法定相続人に加わることによって、子の法定相続分の割合が下がり、法定相続分に応じた取得金額が低くなる(上記4の)効果はとくに大きいです。

例を使ってその効果を示します。

・孫1人を養子にした場合

相続財産の総額が2億円で子が2人いる場合、相続税額は3,340万円です。

 孫1人を養子縁組した場合

相続税額は2,460万円まで減少します。

また、孫を養子にした場合、相続を一代飛ばせることになります。孫は法定相続人ではありませんから、孫の支払う相続税は2割加算されるという不利な扱いを受けますが、2割増しで相続税を支払ったとしても、1世代飛ばすことによる効果のほうが大きい可能性が高いでしょう。

・手続きはじつに簡単

養子縁組の手続きは、養子となる者が成年であれば（養親は必ず成年でなければなりません）、所定の届出用紙に記入し、必要書類を添付して提出するだけ。じつに簡単です。

未成年の場合は、家庭裁判所での許可が必要になります。

・ほかの相続人の反発がないように

このように簡単な手続きで節税効果が得られるのですが、ただし、たとえば長男の嫁だけを養子にすると、当然、その嫁にもほかの相続人と同等の相続権が発生しますから、相続人が複数人いる場合、ほかの相続人（二男や長女など）が反発する恐れもあります。

また、仮に長男の嫁を養子にすれば、長男夫婦が離婚した場合でも、別に手続きをしなければ養子縁組は残りますから、注意が必要です。

そういった問題を避けるためには、たとえば1人しかいない子ど

もが結婚していて、すでに子ども（自分から見たら孫）がいるような場合であれば、その孫と養子縁組をするといいでしょう。最も問題が起きにくく、かつ節税効果が得られる、おすすめパターンです。

■ **養子縁組の制限**

平成元年の税制改正までは、養子縁組に制限はありませんでした。ですからバブル全盛期には、都心部で土地をもっている高齢者の相続税相談に対しては、税務署でも子の配偶者や孫との養子縁組を積極的にすすめていたと納税者から聞いたことがあります。当時は、あまりに土地が高騰するために困る納税者が多かったからでしょう。しかし、複数の養子による控除を認めてしまった結果、とても大きな額の相続財産でも課税されないというおかしな状況を生み出してしまいました。

そこで制限が設けられることになったのです。

・**複数の養子縁組は意味がない**

それは、「実子がいる場合は1名まで、いない場合は2名まで」というものです。

これは、相続税の控除を計算するときに、法定相続人としてカウントされる養子の数です。つまり養子が何人いようと実子がいれば1名のみ、実子がいない場合でも2名しか相続税の控除額計算上、法定相続人としてカウントされないということです。

したがっていまは、相続財産を渡したいという積極的な理由がなければ、複数の養子縁組は意味のないものとなってしまっています。

■ **養子縁組の否認の可能性について**

養子縁組自体は、養親養子双方の意思で行われるものです。本来であれば税務上、疑念をさしはさむ余地はないのですが、とくに節税のためだけに養子縁組をしたとなれば、否認されることがありま

第2章 特例などを活用する相続対策

すので注意が必要です。

　最近、節税のための養子縁組が有効かどうかを争った裁判が最終決着しました。最高裁まで争った結果、最高裁は「節税の動機と縁組の意思は併存し得る」と指摘し、縁組の意思があれば節税目的の養子縁組を認める初の判断を示しました。
　しかし、これは課税庁と納税者が戦った案件ではないため、養子縁組の目的を単に節税のためとするにはリスクがあるでしょう。
　もっとも、普通であればロクでもない相手を養子にするとは考えられず、積極的な理由はなくとも節税以外の理由があるかと思います。税務署等に理由を聞かれたら、「お墓の面倒をみてもらいたいから」「同居生活で面倒をみてもらっているから」などと、きちんと答えられるようにしておきましょう。

## 16 ◆特例などを活用する相続対策

# 土地の評価を下げる方法はないか？

**A：小規模宅地の特例を活用しましょう。**

居住されている土地の評価を下げるには、「小規模宅地等の特例」を活用するといいでしょう。

### ■小規模宅地等の特例とは

小規模宅地等の特例とは、被相続人あるいは生計を一にする親族が事業用や居住用に使用していた宅地等のうち、一定の面積までの部分については、通常の評価額から減額ができる、という規定です。適用要件、適用面積、減額割合などは次の表のようになっています。

| 相続開始直前の状況 | 適用要件 | 限度面積 | 減額割合 |
| --- | --- | --- | --- |
| Ⅰ 被相続人等の事業の用に供されていた宅地等 | (1) 土地を取得した親族が以下の①～③のすべてを満たす宅地等<br>①申告期限までに事業（不動産貸付業以外）を承継<br>②申告期限まで事業（同上）を継続<br>③申告期限まで宅地を保有 | 400㎡ | 80% |
|  | (2) 以下の①～③のすべてを満たす宅地等<br>①申告期限まで一定の要件を満たす同族会社の事業の用に供されている<br>②上記①の法人の役員である親族が取得<br>③申告期限まで宅地を保有 | 400㎡ | 80% |
| Ⅱ 被相続人等の居住の用に供されていた宅地等 | 以下の①～③のいずれかを満たす宅地等<br>①配偶者が取得<br>②同居家族が取得し、申告期限まで居住を継続、かつ宅地を保有<br>③同居親族がいない等、一定の要件を満たす別居親族が取得し、申告期限まで宅地を保有 | 330㎡ | 80% |
| Ⅲ 被相続人等の不動産貸付事業の用に供されていた宅地等 | 土地を取得した親族が以下の①～③の全てを満たす宅地等<br>①申告期限までに不動産貸付事業を承継<br>②申告期限まで事業（同上）を継続<br>③申告期限まで宅地を保有 | 200㎡ | 50% |

### ■病医院の承継時には「特定事業用宅地等」が想定される

　このなかで病医院の承継時に適用が想定されるのは、1-（1）の「特定事業用宅地等」です。

　該当するなら、被相続人（前院長）が営んでいた病医院の敷地を、親族（後継者）が相続税の申告期限までに取得し、かつ、その病医院を引き続き営んでいる場合は、その敷地のうち400㎡までの部分については、通常の評価額から80％の割合を減額できることになり、たとえば敷地（400㎡）の相続税評価額が1億円だとすれば、減額後の評価額は2,000万円になるわけです。大幅な減額になります。詳しくは次の項で述べます。

**17** ◆特例などを活用する相続対策

# 病院・クリニックの敷地の評価減対策は？

**A**：「特定事業用宅地等の特例」が適用されれば減額されます。

　病院やクリニックの敷地の相続対策としては、「特定事業用宅地等の特例」の適用対象となるかどうかを検討してみてください。

　この特例は、家族の事業承継を保護するためにつくられたもので、院長（被相続人）所有の土地の敷地が要件を満たしており、かつ、要件を満たす相続人等が取得した場合に、適用対象となります。適用されれば、減額されます。

　要件の具体的な内容を、土地と相続人の2つのポイントに絞ってご説明します。

■特定事業用宅地等の特例
1．土地の適用要件

　相続によって取得した宅地等が、下記の「特定事業用宅地等」もしくは「特定同族会社事業用宅地等」に該当する場合には、「小規模宅地等についての相続税の課税価格の計算の特例」（前項で述べています）が適用され、面積400㎡までについては、80％減額できます。

・特定事業用宅地等　医師本人や生計を一にしていた親族が診療している医院等の敷地等がこれに該当します。
・特定同族会社事業用宅地等　院長等（被相続人）の親族だけで出資持分の過半数を所有している医療法人が運営する医院等の敷地等がこれに該当します。

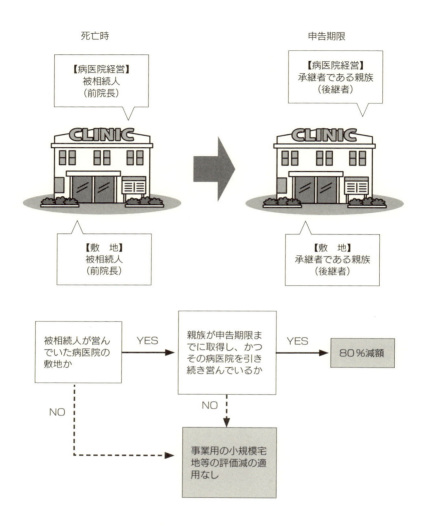

　ただし「特定同族会社事業用宅地等」については、次のような留意点があります。

・特定同族会社事業用宅地等の留意点

　特定同族会社とは、相続開始の直前において、被相続人および被相続人の親族等が株式または出資の50％超を有している法人をいいます。適用対象となるかどうかは、以下の2つにもご留意ください。

(1) 無償で貸し付けている場合は適用されない

　特定同族会社事業用宅地等が特例の適用対象となるのは、次の場合です。
・院長（被相続人）所有の土地を医療法人に賃貸借等（有償）で貸し付け、医療法人が医院等を建築して事業を営んでいる場合
・院長所有の土地に院長が建築した医院等を医療法人に賃貸借等（有償）で貸し付けている場合

　使用貸借（無償）によって貸し付けている場合には、特例の適用を受けることはできませんので注意が必要です。

(2) 持分のない医療法人は対象にならない

　持分のない医療法人は、この特例の対象からはずれることになります。

　同族だけで経営されている医療法人であっても、持分のない医療法人は非営利法人であるため、家業を保護するという特例の趣旨からはずれてしまうからです。

　ただし、院長（被相続人）が敷地や建物を有償で持分のない医療法人に貸している場合などは貸付事業用宅地等に該当します。取得者の要件を満たせば、その敷地の面積200㎡までは、50％減額することが可能になります。

２．取得した相続人の要件

　取得した親族（相続人）が、相続税申告書の提出期限までに医院等を承継していたか等によって、適用の有無が判定されます。

(1) 特定事業用宅地等についての要件
・承継要件
　相続等により取得した親族が、その宅地等の上で営まれていた医院等を申告期限までに承継し、かつ継続していること
・保有継続要件

その宅地等を申告期限まで保有していること

(2) 特定同族会社事業用宅地等についての要件
・特定同族会社の役員の要件
　申告期限において、特定同族会社の役員（清算人を除く）であること
・保有継続要件
　その宅地等を申告期限まで保有していること

■ 地代を無償にするか、有償にするか
　同族間の土地貸借では、権利金を収受しないケースが多く、そのため、権利金を支払わない代わりに将来無償で土地を返還するという契約を交わすことがあります。
　医療法人では、賃貸借契約に無償返還の定めを明示し、税務署に「土地の無償返還に関する届出書」を提出することによって権利金の認定課税を回避できます。
　さて、ここで重要なポイントは、地代を無償にするか有償にするか、です。
　賃貸借契約において土地の固定資産税額の2倍から5倍の地代を支払う（有償）と定めることによって、その土地は自用地の相続税評価額の80％に評価されます。
　さらに上記(1)(2)の要件を満たしていれば、特定同族会社事業用宅地等に該当するものとして、400㎡までの面積については80％減額されることになります。
　ただし出資金の評価の計算上、自用地の相続税評価額の20％については、医療法人の資産として計上されます。したがって相続税の節税を図るためには、地代を無償にするよりも有償にしていたほうが有利になります。ぜひご検討ください。

**18 ◆ 特例などを活用する相続対策**

# 自宅敷地の評価を目いっぱい下げるには？

**A：住み替えを検討されてはいかがでしょう。**

現在のお住まいよりも土地の坪単価が高い都心部に自宅を購入して住み替えるというのはいかがでしょう。「小規模宅地等の特例」による評価減のメリットを享受できます。

### ■土地の評価額が最大80％減額される

居住用の宅地等については前述のとおり「小規模宅地等の特例」という制度があります。相続により取得した土地のうち330㎡の面積までは土地の評価額を80％減額することができるというもので、被相続人の家族の生活基盤を保護する趣旨から立法された制度です。

院長先生（被相続人）の居住用の土地が要件を満たしており、要件を満たす相続人等が取得した場合には、特定居住用宅地等として小規模宅地等の特例の適用対象となります。

### ■自宅敷地に「小規模宅地等の評価減の特例」が適用できる場合

| 配偶者が取得 | 同居親族が取得 | 「家なき子」が取得 |

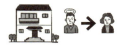
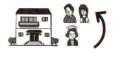
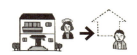

「小規模宅地等の特例」が適用されれば、仮に330㎡の土地の評価額が1億円だった場合、相続税の計算上、その土地の評価額は2,000万円になります。その差は8,000万円。これだけ評価額を圧縮できるのです。

この特例が適用できるのとできないとで、大きく税額が変わってくるのはご理解いただけるでしょう。

**■都心部への引っ越しも検討に値する**

では、このメリットを享受するには、どうすればよいか、です。現在の自宅が広大で郊外にある場合は、都心部へ引っ越すことを検討されてはいかがでしょうか、というのが答えであり、ご提案です。相続税についてのメリットは、じつに大きくなります。

たとえば広さ660㎡、評価額2億円の敷地に自宅があるとします。院長が亡くなられて相続が生じた場合、小規模宅地等の特例により減額される金額は、下図のとおり、8,000万円になります。

この自宅を売却し、都心部に330㎡の敷地と家屋を購入して住み替えておけば、相続が起こった場合の、特例により減額される金額は1億6,000万円になります。

節税のために引っ越しをするというのは筋ちがいの案と思われるかもしれませんが、「このまま郊外に住んでいたら老後の生活に不自由が生じるだろう」といった不安をもたれているなら、この特例によって享受できるメリットも含めて、検討されてみてはいかがでしょうか。

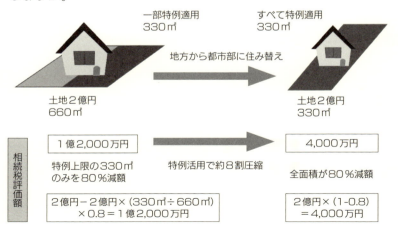

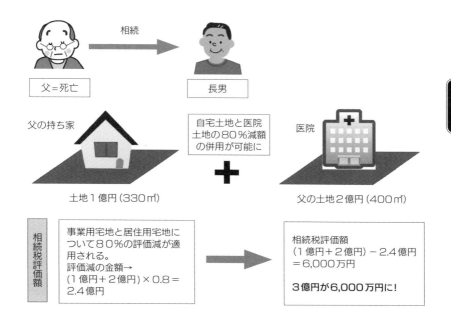

### 19 ◆ 特例などを活用する相続対策

## 亡くなる直前でもできる相続税の節税対策はないか？

**A：現金などの金融資産を非課税財産に変えてしまいましょう。**

　相続税の節税対策は長期にわたって講じる策が多いのですが、短期で簡単にできるものとしては、現金などの金融資産を相続税が課税されない非課税財産に変えてしまう方法があります。

■墓地・仏壇等に変える
　では、簡単に非課税財産に変えられるものとは、どういうものなのでしょうか。
　それは、墓地・仏壇等です。
　墓地や仏壇等は、亡くなった後に購入されるのが一般的ですが、その場合、墓地・仏壇等の購入費用は相続税の計算上、なにも考慮されません。しかし生前に購入すれば、現金という課税財産が墓地・仏壇等といった非課税財産に変わるため、節税になります。
　その効果を例示してみましょう。

例：現金9,000万円を所有している場合（法定相続人は子3人を仮定）

**死亡後に墓地・仏壇500万円を購入する場合**

現金9,000万円 → 相続税640万円／現金8,360万円 → 墓地・仏壇500万円／現金7,860万円

**生前に墓地・仏壇500万円を購入する場合**

現金9,000万円 → 墓地・仏壇500万円／現金8,500万円 → 相続税540万円／現金7,960万円

　ただし借入れをして墓地・仏壇等を購入した場合や、墓地・仏壇等の購入費用が未払いとなっている場合の借入金や未払金といった債務は、債務控除の対象とはなりませんので注意が必要です。
　また、美術品と認定されるような黄金の仏壇や高価なもの、骨とう品、投資の対象となるようなものは、非課税財産には該当しません。

## 20 ◆ 特例などを活用する相続対策
# 相続税を抑えるために、財産のほとんどを妻に相続させたいが？

**A：相続税は一次相続、二次相続のトータルで考えましょう。**

　相続税の計算においては、前にも述べたとおり、配偶者が相続する場合には手厚い優遇規定があります。「財産は夫婦ふたりで築いたもの」という考えに基づくものです。

　そのため、配偶者が相続税を納付するケースは少ないでしょう。しかし、財産をたくさん相続した配偶者もやがて亡くなったならば、そのときにも相続税が発生しますから、結果的に相続税負担が非常に大きくなることがあります。

　たとえばお子さん2人の4人家族で、夫の固有財産が6億円、妻の固有財産が2億円とします。さきに夫が亡くなり、その数年後に妻が亡くなった場合で考えてみましょう。

■一次相続と二次相続のトータルで比較してみる
１．妻が法定相続分を相続した場合
(1) 夫の死亡による相続（一次相続）

　法定相続分で妻は3億円、子ども2人はそれぞれ1.5億円ずつ相続すると、妻の相続税額は8,680万円、子どもはそれぞれ4,340万円となります。

　妻は配偶者軽減が適用されますから、法定相続分の相続であれば税負担はありません。そのため相続税の総額は、子ども2人分、すなわち4,340万円×2人＝8,680万円です。

(2) 妻の死亡による相続（二次相続）

次に、妻が死亡した場合です。妻の固有財産は2億円あり、一次相続で3億円の財産を取得していますから、合計5億円の財産をもっています。

　この5億円を子ども2人が2.5億円ずつ相続した場合の相続税は、7,605万円×2人＝15,210万円です。

　(1)と(2)すなわち一次相続と二次相続とを合わせた相続税負担は、23,890万円となります。

2．妻が一次相続で20％を相続した場合
(1)夫の死亡による相続（一次相続）

　妻は1.2億円、子ども2人はそれぞれ2.4億円ずつ相続した場合、妻の相続税額は3,472万円、子どもはそれぞれ6,944万円となります。

　上記同様、妻の税負担はありませんから、一次相続の税額は、6,944万円×2人＝13,888万円となります。

(2)妻の死亡による相続（二次相続）

　次に、妻が死亡した場合です。妻の固有財産は2億円あり、一次相続で1.2億円の財産を取得していますから、合計3.2億円の財産をもっています。

　この3.2億円を子ども2人で1.6億円ずつ相続した場合の相続税は、3,860万円×2人＝7,720万円です。

　(1)と(2)すなわち一次相続と二次相続とを合わせた相続税負担は、21,608万円となります。

　一次相続では相続税負担が多くなりますが、一次相続と二次相続のトータルでは税負担を抑えることができるのです。

■相次相続控除

　相続対策ではありませんが、二次相続の際に使える「相次相続控除」という規定があります。これは一次相続から10年以内に二次相

続が起こった場合、一次相続で負担した相続税のうち一定額を二次相続で控除できる、という規定です。

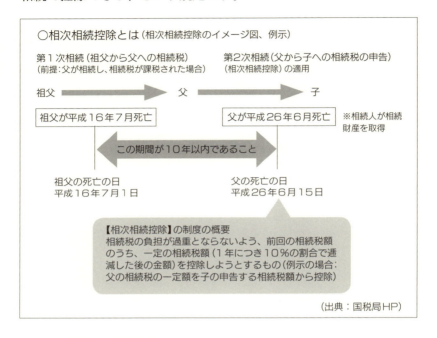

二次相続では配偶者軽減がありませんから、ご夫婦それぞれが多額の財産をおもちの場合はとくに、一次相続・二次相続のトータルで考えるようにしましょう。

## 21 ◆特例などを活用する相続対策
# MS法人設立の節税効果は？

**A：事業と所得を医療法人から分離でき、いろんな節税対策が可能になります。**

　MS法人とは、メディカルサービス法人のことです。法人の形態は医療法人ではなく、株式会社です。

　MS法人は医療に関連するサービスの提供を行ないます。たとえば医薬品や医療消耗品の販売、レセプトの請求事務や給与計算の代行、医療機器等のリース、医院や施設の賃貸、医療法に抵触しない物品の販売、経営管理、資産管理などが挙げられます。

　通常は、理事長や理事の親族が出資して設立される、同族会社です。このMS法人を活用すると、本業である医業と事業の分離が図れ、MS法人では医療法の規制にしばられない活動を行なうことができるようになります。また、MS法人の役員に理事長以外の親族が就任することによって、所得の分散も図れることになります。

■MS法人活用のメリット

　MS法人のメリットを整理してみましょう。

1．利益・所得を分散できる

　医療法人の利益をMS法人および親族役員に分散させることによって、累進課税の税負担を軽減できます。

　所得税は1人に所得が集中するほど高税率になる、累進課税という仕組みになっています。医療法人に入ってきた収入をMS法人に合法的に移し、かつ、MS法人でも複数の役員が報酬をとることで所得を分散させることができますから、医療法人の理事長1人に所

得が集中した場合の税負担と比べて、かなりの節税になります。

## ２．物品・サービスの窓口提供が可能になる

窓口で、医療法に反しない物品やサービスの販売を、ＭＳ法人として行なうことができます。

自費売上になる健康食品やサプリメントなどの物品販売をＭＳ法人で行なえば、その収入や利益を分散できることになります。

## ３．消費税の免税事業者・簡易課税制度の適用が図れる

上記２によって課税売上高を分散し、免税事業者や簡易課税制度の適用が狙えるようになります。

消費税は、課税売上高が1,000万円以上になるかどうかで消費税の申告・納付が必要な課税事業者になるか否かが決まります。

また、課税売上高が5,000万円以下かどうかで、簡易課税制度という特例の適用を受けることができるか否かが決まります。

医療機関の場合、簡易課税制度の適用を受けるほうが消費税の節税になる可能性が高いといえます。自費売上をＭＳ法人に分散させることによって、所得分散だけでなく、消費税の納税が発生するかどうか、有利な特例の適用対象になるかどうかもあわせて検討し対応すれば、より多くのメリットがもたらされることになります。

## ４．人件費の仕入税額控除が可能になる

医療法人の人件費を外注費にすれば仕入税額控除が可能になります。ＭＳ法人が免税事業者や簡易課税事業者である場合は、そうしたほうが有利になることがあります。

消費税の納税額は、受け取った消費税額から支払った消費税額を差し引いて計算します。

医療法人が支払う人件費には消費税が含まれていませんから、多額の人件費を支払ったとしても、消費税の納税額は減少しません。

それに対してＭＳ法人の外注費として支払うことにすれば、外注費には通常消費税が含まれていますから、支払った外注費に対応する消費税相当額を控除することができ、消費税納税額を減少させることができるのです。

## ５．設備投資の仕入税額控除が可能になる

ＭＳ法人の課税売上割合を高くすることによって、設備投資による消費税の還付が受けられることになります。

消費税の納税額は、上記４で述べたとおり、受け取った消費税額から支払った消費税額を差し引いて計算しますが、差し引く消費税額は消費税の対象となる売上（課税売上）に対応するものでなければ控除が認められません。

売上のうちの課税売上の割合を課税売上割合といいます。診療報酬売上は非課税売上ですから、病医院の課税売上割合は通常低くなり、設備投資をして多額の消費税を支払ったとしても、消費税の計算上、控除される金額は小さくなってしまいます。

しかしＭＳ法人の売上は課税売上がほとんどですから課税売上割合も高く、ＭＳ法人で設備投資をすれば支払った消費税額の多くが控除されることになります。

受け取った消費税額よりも支払った消費税額が多くなった場合は、支払い過ぎとして還付を受けることも可能です。

## ６．医療法規制事業ができるようになる

ＭＳ法人では、アパート経営や駐車場経営、役員社宅の運用が可能になります。

医療法人は医療法の規制により、不動産業や賃貸業ができないことになっていますが、ＭＳ法人を活用すればこれらの事業も行なうことができるのです。

また、ＭＳ法人に個人所有の不動産を所有・管理させることによ

って、理事長の不動産所得の節税対策や、理事長個人の相続対策に活用することも可能になります。

**■MS法人を活用した相続税の節税策**

医療法人は医療法により剰余金の配当が禁止されているため、利益が出ると内部留保がたまりやすいという性質をもっています。

旧医療法下に設立された医療法人では、その内部留保が出資持分の価値の増加につながり結果として相続税評価額が増加、医療法人への出資を子息に相続・贈与する際に膨大な相続税や贈与税が発生し、そのために事業承継が困難になるケースが多々あります。

MS法人を活用し、所得分散や株価引下げ対策を講じることによって、医療法人の内部留保の蓄積を抑えることができます。MS法人では剰余金の配当をすることも可能です。

具体的には、次のようなことから相続税の節税が図れます。

**1．純資産価額の上昇スピードを抑制できる**

医療法人の出資持分をMS法人に移すことによって、相続税評価における純資産価額の上昇スピードを抑えることが可能となります。直接、医療法人への出資持分をもつのではなく、MS法人を経由し、間接的に持分を保有することによって、純資産価額の上昇がそのまま株価に反映されることなく、類似業種の株価とミックスされた金額が株価に反映されることになります。

この場合、相続財産の評価としては、単純に持分をもっている場合に比べて低くなることが多いものです。

**2．理事長の個人資産を株式に変換できる**

理事長の個人資産を、MS法人に対して、時価発行（純資産価額を採用）による現物出資や増資に振り向ければ、個人資産がMS法人の株式に変換され相続税評価が下がります。

預貯金などを個人で所有している場合、相続税評価は額面どおりになってしまいますが、ＭＳ法人の時価発行増資に向けることにより、預貯金という財産をＭＳ法人の株式に変化させることができるのです。

　相続税評価は株式としての評価になりますから、純資産価額と類似業種比準価額とのミックスによる評価となり、ＭＳ法人としては増資により純資産価額は増えてもそれがそのまま株価に反映されるわけではなく、類似業種比準価額とミックスすることにより相続税評価は下がることになります。

　また、増資時の株式の時価は純資産価額のみに基づいて行なうことが可能であるため、純資産価額で増資した株式を、相続税評価の際は類似業種比準価額とのミックスで評価することによって、さらなる相続税評価の圧縮が期待できます。

### 3．役員退職金の支給で株価を引き下げることができる

　決算期末にＭＳ法人退職（みなし退職）による役員退職金を支給し、ＭＳ法人の株価を引き下げることができます。

　退職金は受け取った際の税金が非常に優遇されていますから、なるべくたくさん活用したいものです。

　ＭＳ法人をつくって所得分散を図っていれば、医療法人だけではなく、ＭＳ法人でも退職金を受け取ることができるため、退職金の受給機会を増やすことができます。

　また、ＭＳ法人の株価は利益の要素に左右されるため、退職金で大きな費用をつくり一時的に赤字化することにより、ＭＳ法人の株価を大きく減少させることが可能になります。

　完全に法人から退く場合にのみ退職金の支給が許されているのではなく、常勤役員が非常勤役員になり、かつ役員報酬を半分以下にするといったケースでも退職とみなされますから、退職金支給を効果的に活用できるのもポイントです。

## 4．低評価で株式を後継者に移転できる

評価の下がったＭＳ法人の株価を相続時精算課税制度によって固定化し、その株式を後継者に贈与すれば、低い評価でのＭＳ法人の株式移転が可能になります。

上記３の退職金だと、一過性の費用でＭＳ法人の株価が下がったに過ぎず、時がたてば株価は上昇していきます。しかし株価の下がったタイミングで相続時精算課税制度を活用し贈与をすれば、低い株価でＭＳ法人の株式を移転することができるのです。

この制度を利用した場合、相続が発生した時点ですでに支払済みの贈与税と相続税の精算が行なわれることになりますが、この際の相続税の計算は、贈与当初の低い株価での計算となります。

## 5．評価額の上昇を先送りできる

退職金の原資に生命保険を活用する法人はじつに多いものと思われます。

退職金を支給する際に生命保険を解約すると、含み益が実現し、資金の流入とともに収益が発生することになります。ＭＳ法人の株価の相続税評価は、直前の決算がもとになりますから、決算期末に退職金を支給し、翌期首に保険を解約して含み益を実現すれば、退職金支給までの部分での株価評価が可能になります。類似業種比準価額の上昇を先送りすることができるわけです。

先送りしているあいだに、上記４の相続時精算課税制度などを利用して株式の移転をするのが効果的です。

### ■ＭＳ法人活用時の注意事項

ＭＳ法人設立はいいことずくめのようですが、注意すべきこともあります。

利益操作ととられないよう医療法人とＭＳ法人間の取引は慎重に行ない、取引の根拠づけをしっかりとしておくことが重要です。主

な注意事項を挙げておきます。

1．取引金額は第三者との取引と同条件にする
　税務当局に利益操作など疑いの目を向けられ厳しい税務調査となるケースが多いですから、取引金額は第三者との取引と同条件であるように配慮しなければなりません。
　ご参考までに、ＭＳ法人との取引で一般的に適正な取引と認められやすい基準の例を挙げておきます。
①人材派遣または業務委託
　委託料＝実際の人件費の1.5倍〜1.8倍
②レセプト請求事務
　手数料＝レセプト請求額×2.3％〜2.8％
③薬品および医材の販売
　価　格＝原価の1.16倍〜1.20倍で薬価以下の金額
④リース料
　月額リース料＝医療機器等の取得価額の1.2倍〜1.3倍÷リース期間の月数
2．医療法人の理事長はＭＳ法人の役員になれない
　利益相反の関係にあるため、医療法人の理事長はＭＳ法人の役員になれません。
3．設立と維持にコストがかかる
　株式会社の設立費用および毎年の維持管理にコストがかかります。
4．消費税負担が発生する可能性がある
　ＭＳ法人の売上は課税売上が中心となるため、消費税の負担が発生する可能性があります。
　ＭＳ法人についてはこうしたことを考慮し、慎重にご活用ください。

## 22 ◆ 特例などを活用する相続対策
# 不動産保有会社を使えば節税できる？

### A：不動産所得を切り離せるため所得税・相続税の節税に有効です。

　不動産保有会社を設立すれば不動産所得を切り離すことができますから、所得税の税率が高い医師にとっては所得税および相続税の節税にとても有効な対策になります。

■高収益物件ほど高くなる節税効果
　まず、不動産保有会社を使うことによる主な節税効果は次のようなものになります。

・不動産収入のすべてを会社に移転することができる。
・推定相続人を役員や株主にし、一般会社の節税対策を活用できる。
・個人財産の蓄積を防ぐことができる。
・会社株式を株価が低い時期に後継者に移転させ、相続財産から外すことができる。

　不動産保有会社に所有させる不動産は、高収益物件ほど高い節税効果が見込めます。
　たとえば、賃料収入は安定しているものの、物件自体はすでに償却を終えていて簿価が限りなく低くなっている物件です。
　こういった物件を簿価で保有会社へ売却します。簿価売却ですから譲渡所得税は発生せず、所有権移転にともなう手数料や公租公課（不動産取得税や登記印紙税など）のみで収益を会社に移転させることができます。大きな額の収益が会社に移転することになります

から、節税効果も大きなものとなります。

■**不動産の賃料収入と経費の差額が保有会社の収益**

不動産保有会社とは、その名のとおり不動産を所有する会社です。当然ながら全賃料収入が会社に入ります。もちろん経費もすべて会社が負担しなければなりません。収入と経費の差額が会社の収益となります。

発生した収益は、推定相続人である役員等への報酬として分配することができます。ただし収益のすべてを分配すると高額になることがありますから、一般の会社と同じように節税対策を行ないます。

主な節税対策は次のようなものです。
①法人契約の生命保険を活用する
②節税と資産運用効果のある商品を活用する
③定期的な不動産追加投資による節税効果を活用する

■**所得税対策にも相続税対策にも効果絶大**

移転させた不動産の収益すべてが法人に移転しますから、元オーナーの所得額は大きく減少します。そのうえ経過年数による資産の増加もありませんから、相続税の節税効果も絶大です。

「土地の無償返還に関する届出書」を個人・法人の連名で税務署へ提出すれば、借地権の認定課税をされる心配もありません。

また、固定資産税の3倍から5倍の地代を法人から受け取るようにした場合は、賃貸借取引に該当しますから、底地の相続税評価額が80％相当額で評価できることになります。

ただし不動産保有会社の株式を評価する際には、底地の相続税評価額の20％相当額を純資産価額に計上する必要があります。失念しないようにしましょう。

**■会社設立にともなう費用負担を知っておく**

　不動産保有会社を設立・運営していくには、費用と手続きが必要です。主なものは次のとおりです。
①会社設立のためのコスト（20万円程度）がかかる。
②税理士報酬等の申告費用が毎年かかる。
③赤字でも法人住民税の均等割額（7万円程度）の負担が生じる。
④社会保険に加入しなければならない。
⑤賃貸借契約のまき直しなど細部にわたる手続きが必要になる。
　これらのこともよく理解したうえで節税対策にお役立てください。

### 23 ◆ 特例などを活用する相続対策
## 個人医院のまま承継と医療法人設立後の承継、どちらが有利？

**A**：相続対策としては、医療法人化後のほうが有利です。

　相続税対策としては、一般に医療法人化したのちに承継したほうが有利です。
　個人医院と社団医療法人とで何がどうちがうのか、比較してみましょう。

■個人医院と医療法人の課税対象のちがい
（1）課税財産
　まず、個人と法人とでは、課税の対象となる財産が異なります。個人医院の場合は、医院の建物や医療機器等の資産、借入金等の負債すべてが相続税の課税対象となります。
　これに対し医療法人の場合は、個人所有の財産は設立時に法人へ拠出されており、「出資持分のない医療法人」では相続税の課税対象となる財産はありません。「基金拠出型医療法人」の場合は、基金が相続税の課税対象となります。
　ただし平成19年3月31日以前に設立申請された「出資持分のある医療法人」の場合には、出資持分が相続税の課税対象となりますので注意が必要です。

・個人医院と医療法人の相続税課税対象

| 形態 | 相続税の課税対象 |
|---|---|
| 個人 | すべての資産・負債 |
| 一般の出資持分のない医療法人 | － |
| 基金拠出型医療法人 | 基金 |
| 平成19年3月31日以前に設立申請された持分の定めのある医療法人 | 出資持分 |

　また、理事長個人が受け取った役員報酬によって増加した財産は、もちろん相続税の課税対象となりますが、医療法人に内部留保された利益（医業活動によって増加した財産）は医療法人に帰属しますから、拠出型医療法人であれば、相続財産を抑えることができます。

(2) 土地・建物の相続税評価額
　個人所有の土地・建物で医院を経営している場合、医療法人化後、個人から医療法人に賃貸するケースがあります。
　このような形態の場合には、相続税評価額の計算（前述の「土地・建物の評価」参照）のとおり、借地権・借家権を考慮することにより、評価額を抑えることができます。

　以上からおわかりいただけるとおり、個人と比べて医療法人化後に承継するほうが相続税対策としては有利となります。
　ただし平成19年に施行された改正医療法による新たな医療法人制度のもとでは、医療法人を解散・清算した後の残余財産の帰属先が国・地方公共団体・医師会等に限定される等、医療法人化することによって生じるデメリットも存在します。
　医療法人化については、相続税対策だけでなく、こうしたメリット・デメリットもふくめて慎重に検討する必要があります。

■医療法人化のメリット・デメリット

ご参考までに、医療法人化することの一般的なメリットとデメリットを示しておきます。

・医療法人のメリット
(1) 所得税から法人税へ

個人経営では、儲けた利益に所得税が課せられます。所得税の課税構造は、所得額が増えるほど税率が高くなる累進課税方式です。これに対し、医療法人は法人税が課せられますが、法人税の税率はほぼ一定です。しかも最高税率は法人税のほうが低く設定されています。

したがって、所得が大きくなってきたタイミングで法人成りをするかどうかの検討が必要になってきます。

(2) 給与所得控除で経費の二重控除が可能

院長は、法人化後は理事長となり、法人から役員報酬をもらうことになります。

所得の区分が事業所得から給与所得になるため、サラリーマンに認められている給与所得控除という、出費のあるなしに関わらない自動控除が適用されます。

(3) 所得の分散が可能

所得を、法人、理事長および家族である理事の給与に分散することによって、累進課税による所得税の適用税率を引き下げ、節税ができます。

家族の給与額についても、個人医院の専従者としてよりも、医療法人の理事としての立場のほうが、役員としての責任がともなうだけに高く設定しても認められる傾向にあります。

(4) 退職金が出せる

　個人経営では、勤続年数にかかわらず、院長はもとより専従者である院長夫人についても退職金が経費になりません。

　医療法人の場合は、退職時に勤続年数に応じて退職金が支給でき、その支給額は法人の経費になります。生命保険を活用した退職金の準備も可能です。

　また、退職所得はお得な課税構造になっているため、所得税の節税メリットも受けることができます。

(5) 生命保険料を経費にできる

　医院では、他の業種のように社長交代ということはありえません。そのため院長は万一に備えて多額の生命保険に加入しています。ところが生命保険料は経費にならず、少額の控除が認められているのみで、大部分を可処分所得から支払っています。

　法人契約の定期保険であれば、全額が法人の経費になります。契約によって損金計上の範囲が異なりますが、なかには全額損金算入できないものもあります。

(6) 日当の支給が可能

　個人経営では、院長が学会で出張しても日当は支給できません。法人では、院長、院長夫人もあらかじめ旅費規定で定めた日当の支給ができ、法人経費になります。

(7) 資金繰りの改善

　社会保険診療報酬に対する源泉徴収がなくなります。

(8) 欠損金の控除期間が9年ある

　医療法人の赤字（欠損金）は9年間繰越控除できます（平成30年4月1日以後の開始事業年度においては10年）。個人事業の場合は、

青色申告者の場合でも3年間です。

(9) 老健施設等の開設が可能に
　老人保健施設や老人訪問看護ステーションなどの開設が認可されるのは法人のみです。個人事業の場合は認可されません。

・医療法人のデメリット
　医療法人は医療法で規定される法人のため、行政上、運営上の規制があります。しかしいずれも特段の注意を要するものではなく、ごく一般的な、いわば当たり前の事項です。

(1) 事業範囲に制約がある
　医療法により、法人での事業範囲には制約があります。理事長個人で行なう事業には制約がありません。

(2) 出資に対する分配ができない
　剰余金の配当禁止規定があるため、株式会社のように出資に対する分配ができません。しかし出資の大部分は理事長からであり、とくに配当を期待して出資する人はいないため、問題はありません。

(3) 資金を投資や個人的に使用することができない
　行政官庁の指導監督が強化されています。医療法人の資金を投資に運用したり、個人的に利用したりした場合は、指導の対象となります。

(4) 厚生年金の負担が増える
　厚生年金は強制加入ですから、厚生年金の医療法人負担分の支出が増えることになります。

(5) 交際費の損金算入に制限がある
　法人の場合、交際費の損金算入には一定の制限があります。

(6) 小規模企業共済の解約
　個人事業時代の小規模企業共済は解約しなければなりません。解約の際は、解約一時金が支払われます。

(7) 剰余金があっても個人のものにはならない
　退社時および解散時において、拠出金（出資金）を超える剰余金が生じたとしても、個人に帰属することなく、国・地方公共団体または他の医療法人に帰属することになります。

　とくに(4)の厚生年金にかかる支出は、節税額を超えるほどの負担になることもありますから、慎重なシミュレーションが必要です。

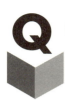

## 24 ◆特例などを活用する相続対策
# 開業資金を親族に援助してもらうときの注意事項は？

**A：贈与にすると贈与税を支払うことになりますから、一般的な借入れと同様に。**

　開業時などに必要な資金について、親族から援助が受けられるなら、とても心強いでしょう。ただし、甘えすぎてしまうと、問題が生じかねません。親族からの借入れは慎重に行なう必要があります。
　そこで借り入れる側と貸し付ける側と、それぞれが注意すべき点を整理しておきます。

■借り入れる側（開業医）の注意点
　援助してくれるのが親であれば、「出世払いで返してくれたらいいから」などと、やさしく鷹揚な姿勢を示してくれるケースが多いと思われますが、これにすっかり甘えた対応をすると、贈与とみなされ多額の贈与税が課税されてしまいます。
　親族からの借入れであっても、一般的な借入れと同様にしておかなければなりません。
　一般的な借入れとは、以下の要件を満たすものです。
①返済期間は数年間にわたるものであること
　親族の年齢から考えて期間が長すぎるのは不自然です。
②市場利率を参考にした利率が採用されていること
　低利率でも可ですが、相応の利率をきちんと定めておきましょう。
③契約書を取り交わしたものであること
　契約書は「金銭消費貸借契約書」を作成しておけば十分です。市販もしくは無料でダウンロードできるものもありますから、これらを使用すればよいでしょう。

これらを踏まえて、借入れの条件、金利、返済方法、保証人、担保の有無を明確にし、金銭消費貸借契約書を整備しておくことが必要です。
　返済は滞りなく行ないましょう。返済が長く滞っていると、実質は贈与を受けたのではないかとみなされ贈与税が課税されるおそれが高くなります。一般の借入れと同様に、契約どおりの返済を心がけましょう。

■**貸し付ける側（親族）の注意点**
　貸し付けてくれた親族も、税務に注意を要します。
　同一生計親族（家計を一緒にしている親族）でない場合は、受取利息を雑所得とし、所得税の申告をしなければなりません。
　同一生計親族である場合は、借入れ側は支払利息を経費として計上できず、貸付け側は受取利息を雑所得に計上しないことができます。

■**返済期間を定め、毎月返済している客観的な証拠を残す**
　返済期間も金利も一般的な数字を設定するようにしなければなりませんが、返済期間は収入から検討して返済可能な期間にし、毎月、返済予定表に記載されている金額を返済しているという客観的な証拠を残すようにしましょう。これがポイントです。
　返済は口座振替にし、記録を残すようにしておくのが望ましい方法です。

# 第3章

## 遺産分割による相続対策

相続が発生してからの基本項目です。
事前準備も必要です。

**25** ◆ 遺産分割による相続対策

# 相続発生時の役所への手続きはどうすればいい？

**A:** 被相続人について公的機関などへの届出や申請などが必要です。

相続が発生した場合は、まず病院等から死亡診断書を入手し、その後市区町村役場や税務署などへ届出や申請を、相続人が行なうことになります。

必要な手続きの内容と手続き先は以下のとおりです。

### ■相続発生時の手続きと手続き先

【相続発生時に必要な手続き】

| 手続きの内容 | 手続先 | 期限 |
| --- | --- | --- |
| 死亡診断書 | 病院等 | なし |
| 死亡届の提出<br>火葬の許可申請 | 市区町村役場 | 7日 |
| 年金の停止申請<br>世帯主の変更届 | 市区町村役場 | 14日 |
| 遺言書の検認<br>限定承認、相続放棄の届出 | 家庭裁判所 | 3か月 |
| 所得税の準確定申告 | 被相続人の税務署 | 4か月 |
| 相続税の申告、納付 | 被相続人の税務署 | 10か月 |
| 葬祭費の支給申請 | 市区町村役場 | 2年 |
| 埋葬料の請求 | 社会保険事務所 | 2年 |
| 労災による葬祭料の請求 | 事業所の労働基準監督署 | 2年 |
| 高額医療費の請求 | 市区町村役場<br>勤務先の健康保険組合 | 2年 |
| 遺族年金の支給申請 | 社会保険事務所 | 5年 |
| 労災遺族保障給付の支給申請 | 事業所の労働基準監督署 | 5年 |
| 健康保険証の返還<br>健康保険の加入・継続 | 市区町村役場<br>勤務先の健康保険組合<br>家族の健康保険組合 | なし |

【名義変更等】

| 変更内容 | 手続先 |
|---|---|
| 銀行口座の名義変更 | 銀行等 |
| 不動産の名義変更登記 | 不動産所在地の法務局 |
| 株式等の名義変更 | 証券会社等 |
| 車両の名義変更 | 陸運局事務所 |
| 電話加入権の名義変更 | NTT |

　以上は相続があった場合の一般的な手続きですが、クリニックを経営している場合は別途、必要な手続きがあります。

　その手続きは、個人で経営しているか、医療法人として経営しているかによって内容が異なります。

　それも表にまとめてみました。

【個人事業の場合に必要な手続き】

| 手続先 | | 手続の内容 | 期限 |
|---|---|---|---|
| 税務署 | 被相続人 | 事業廃止届 | 1か月 |
| | | 準確定申告 | 4か月 |
| | 後継者 | 事業開始届 | 1か月 |
| | | 青色申告承認申請書 | 原則として4か月 |
| | | 青色事業専従者給与に関する届出書 | 原則として2か月 |
| | | 源泉所得税の納期の特例の承認に関する申請書 | 速やかに |
| 保健所 | 被相続人 | 診療所廃止届 | 10日 |
| | 後継者 | 診療所開設許可申請書 | 10日 |

【医療法人の場合に必要な手続き】

| 手続先 | 手続きの内容 | 期限 |
|---|---|---|
| 税務署 | 代表者変更届 | 速やかに |
| 保健所 | 役員変更届<br>登記事項変更登記完了届<br>履歴書<br>役員・社員名簿 | 速やかに |

　病医院を経営されているみなさんですから、すでによく承知されているとは思いますが、ご確認おきください。

第3章　遺産分割による相続対策

## Q26 ◆ 遺産分割による相続対策
## 相続する人は誰になる？

**A：遺言がないなら、相続人の範囲は民法で定められています。**

### ■法定相続人の範囲と順位

遺言がない場合、相続人は民法で次のように定められています。

・配偶者
配偶者は常に相続人となります。
・第1順位……亡くなった人の子ども
その子どもがすでに亡くなっているときは、その子どもの直系卑属（子や孫など）が相続人となります。
子どもも孫もいるときは、亡くなった人により近い世代である子どもが優先されます。
・第2順位……亡くなった人の直系尊属（父母や祖父母）
父母も祖父母もいるときは、亡くなった人により近い世代である父母が優先され、父母が亡くなっているときは、さらにその上の直系尊属（祖父母、曽祖父母など）が相続人となります。
第2順位の人は、第1順位の人がいないときにのみ相続人となります。
・第3順位……亡くなった人の兄弟姉妹
兄弟姉妹が亡くなっているときは、その子どもが相続人となります。ただ、その子どもが亡くなっている場合であっても、孫は相続人にはなりません。
第3順位の人は、第1順位の人も第2順位の人もいないときにのみ相続人となります。

配偶者と子どもは必ず相続人となります。亡くなった人に子どもがいる場合、両親や兄弟姉妹が相続人になることはありません。

子どもの範囲には、養子縁組によって子となった養子や、婚姻関係外で出生した子（亡くなった人が男性の場合には認知が必要）、および胎児も含まれます。

■相続権を失うケース

ただし、相続人であっても、次のような場合には相続権を失います。

(1) 相続欠格

亡くなった人やほかの相続人を故意に死亡に至らせる、遺言書を破棄・捏造するなどの重大な不正行為を行なった人は、相続人としての資格を失います。

このような相続欠格事由に該当すると、家庭裁判所への申立てを要さずに相続権がなくなることになります。

(2) 相続の廃除

相続欠格にはあたらないものの、被相続人に対して虐待・侮辱あるいは著しい非行をはたらいた場合に、被相続人が生前に家庭裁判所に申し立てる、または遺言に廃除の意思を記しており、遺言執行者が家庭裁判所に廃除の請求をして認められると、相続権を失います。

なお、廃除の対象とされる推定相続人は、被相続人の兄弟姉妹以外の人、すなわち配偶者、子どもおよびその代襲相続人である直系卑属、直系尊属に限られます。

(3) 相続放棄

相続人が家庭裁判所に申述して相続権を放棄すると、その相続人は初めから相続人でなかったという扱いになります。

そのため、相続人である子どもが相続放棄した場合であっても、

その子どもの直系卑属(子や孫)が代襲相続することはなく、次の順位の人へ相続権が移ることになります。

　相続人になる人と、相続権を失う場合とを理解したうえで、相続対策を検討してください。

## 27 ◆遺産分割による相続対策
# 相続の割合はどうなるのか？

## A：民法により法定相続分が定められています。

　遺言がない場合の相続の割合は、「法定相続分」が民法で定められています。
　法定相続分は次のとおりです。

■法定相続分
・配偶者と子どもが相続人である場合
配偶者1/2　子1/2
・配偶者と直系尊属（父母や祖父母）が相続人である場合
配偶者2/3　直系尊属1/3
・配偶者と兄弟姉妹が相続人である場合
配偶者3/4　兄弟姉妹1/4

　配偶者がいない場合には、子どもや直系尊属、兄弟姉妹がそれぞれ全部を相続することになります。
　子どもや直系尊属、兄弟姉妹がそれぞれ複数名いる場合は、原則として均等に分けることになります。
　以上のことをまとめたのが表です。また、わかりやすく図にもしておきます。

■法定相続分の相続順位と相続人および相続割合

|  | 相続順位 | 相続人 | 法定相続分 |
|---|---|---|---|
| 配偶者あり | 第1順位 | 配偶者 | 1／2 |
|  |  | 子 | 1／2 |
|  | 第2順位 | 配偶者 | 2／3 |
|  |  | 直系尊属 | 1／3 |
|  | 第3順位 | 配偶者 | 3／4 |
|  |  | 兄弟姉妹 | 1／4 |
| 配偶者なし | 第1順位 | 子 | 1／1 |
|  | 第2順位 | 直系尊属 | 1／1 |
|  | 第3順位 | 兄弟姉妹 | 1／1 |
| 配偶者のみ |  | 配偶者 | 1／1 |

■相続人の合意があれば、法定相続分と異なる分割もできる

　ただし、これはあくまでも相続人の権利であって、必ずこの相続分で遺産の分割をしなければならないということではありません。

　相続人の合意があれば、遺産分割協議によって、これと異なる分割をすることができます。

【ケース1】　配偶者と子2人

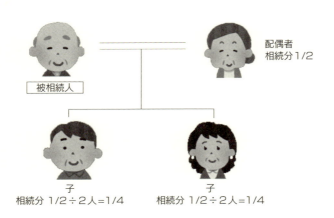

## 【ケース2】
配偶者と子3人（うち1人はすでに死亡、代襲相続人が1人）

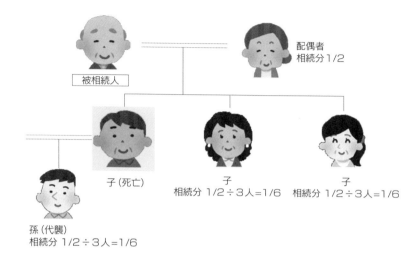

## 【ケース3】　子2人（うち1人はすでに死亡、代襲相続人が3人）

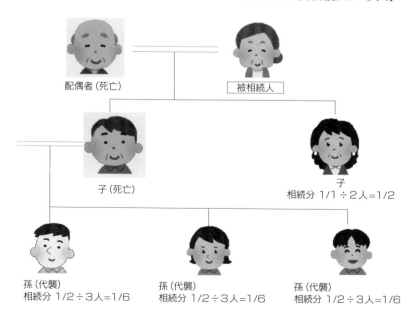

【ケース４】 配偶者と両親

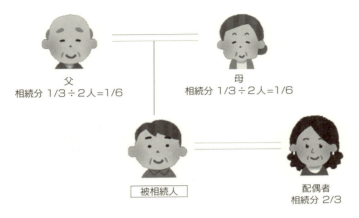

【ケース５】 配偶者と兄弟姉妹１人

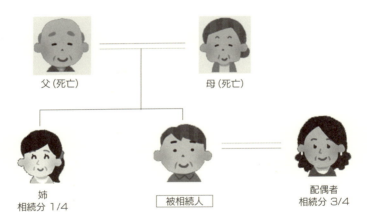

## 28 ◆ 遺産分割による相続対策

# 遺言は、どう書けばいいのか？

## A：原則として書面で、民法の定めた方式に沿って書きます。

### ■民法の定めた方式でなければ無効になる

遺言は、原則として書面で行なわなければなりません。また、民法の定めた方式に従わなければ無効となりますので、注意が必要です。

遺言書には「普通方式」と「特別方式」の2種類がありますが、一般によく使われる普通方式の自筆証書遺言、公正証書遺言、秘密証書遺言について、それぞれの特徴を下表にまとめてみました。

### ■遺言書3種類の比較

|  | 自筆証書遺言 | 公正証書遺言 | 秘密証書遺言 |
|---|---|---|---|
| 作成方法 | 全文自書押印 | ・公証役場で証人2人以上の立会のもと、公証人が口述筆記<br>・内容を確認し、それぞれ署名・押印 | ・自筆で署名・押印<br>・公証役場で公証人1人および証人2人以上に申述<br>・公証人が申述内容を記入し、それぞれ署名・押印 |
| 費用 | 不要 | 作成手数料が必要 | 作成手数料が必要 |
| 封印の要否 | 不要（封印も可能） | 不要（封印も可能） | 必要 |
| 秘密保持 | 秘密にできる | 証人に知られる | 内容は秘密にできる |
| 検認の要否 | 必要（家庭裁判所） | 不要 | 必要（家庭裁判所） |
| 保管 | 本人 | 公証役場が原本保管<br>本人は謄本保管 | 本人 |
| 変造 | 可能性あり | なし | なし |
| 紛失・隠匿 | 可能性あり | なし | 可能性あり |
| その他注意点 | 遺言の要件を満たしていない場合、無効の可能性あり<br>発見されない可能性あり |  | 遺言の要件を満たしていない場合、無効の可能性あり<br>発見されない可能性あり |

第3章 遺産分割による相続対策

なお、家庭裁判所の検認とは、相続人に対し遺言の存在およびその内容を知らせるとともに、遺言書の形状、加除訂正の状態、日付、署名などの検認の日現在における遺言書の内容を明確にして遺言書の偽造・変造を防止するための手続きです。遺言の有効・無効を判断する手続きではありません。

■**自筆証書遺言の記載例**

---

遺言書

遺言者○○○○は、この遺言書により次のとおり遺言する。
1、遺言者は、下記の財産を妻○○○○に相続させる。
記
（1）　○○銀行○○支店の普通預金　　　額面□□円
（2）　土地
所在：○○県○○市○○町○丁目
地番：○○番○○
地目：宅地
地籍：○○㎡
（3）　自宅
所在：○○県○○市○○町○丁目
家屋番号：○○番○○
種類：居宅
構造：木造二階建
床面積：○○㎡

2、遺言者は、下記の財産を長男○○○○に遺贈する。
記
（1）　○○銀行○○支店の定期預金　　　額面□□円

3、遺言者は、この遺言の執行者として下記の者を指定する。
記
○○県○○市○○町○丁目○番地
弁護士　　○○○○

平成○年○月○日
　　　　　　　○○県○○市○○町○丁目○番○
　　　　　　　　　　　　　　　　○○○○　　　印

---

記載する財産は、特定できるような表現にしなければなりません。遺言者の氏名・日付は必ず自書し、印鑑も忘れずに押してください。

## 29 ◆遺産分割による相続対策

# 遺産分割はどうするのがいいか？

**A：相続人全員の合意が得られるよう、遺産分割協議を行ないましょう。**

■「遺産分割協議」を行ない、残された配偶者のことなども話し合う

相続人全員の合意が得られるように、「遺産分割協議」を行なうことが必要です。

相続人それぞれが主張することは主張し、譲り合うところは譲り合い、財産の相続だけではなく、誰が家やお墓を守るのか、残された配偶者の世話はどのようにするのかといったようなことも含めて、よく話し合ってください。

1．遺産分割協議とは

遺言書によって各相続人の取得する財産が具体的に特定されていれば協議は不要ですが、遺言書がなく法定相続による場合は、誰がどの財産をどれだけ取得するかを協議し、財産を分けることになります。

この財産（遺産）を分けるための話合いを「遺産分割協議」といい、その内容を記した書類を「遺産分割協議書」といいます。

遺言書がない場合だけでなく、包括的に定められている場合（たとえば長男に2分の1、長女に2分の1など）は、具体的な分け方を遺産分割協議によって決めることになります。

遺言書に書かれていない遺産がある場合も、その遺産の分け方について遺産分割協議を行なうことになります。

## 2．遺産分割協議のルール

### (1) 決め方

　相続人全員が集まる必要はなく、また、被相続人が亡くなってからいつまでに行なわなければならないといった決まりはありません。しかし、遺産分割協議は相続人全員の同意が必要です。全員で集まらなくても、電話などで相続人それぞれの意見を聞き、全員の合意を得るようにして遺産分割協議書を作成してください。

　なお、相続税の申告は被相続人が亡くなってから10か月以内に行なわなければなりません。それまでには行なってください。

### (2) 分け方

　とくに決まりはありませんが、一般的に次の4つの方法があります。

#### ①現物分割

　妻に預金を、長男にアパートを、長女に株を、といったように1つひとつの財産を、それぞれ誰か1人に相続させる方法です。

　各相続人の相続分を公平に分けることは容易ではありませんから、相続人間の取得差があるときは、一部の資産を売却するなどして、その差を売却代金で調整したり、自己資金で調整したりします。

#### ②代償分割

　長男が不動産を相続する代わりに、長男は次男にお金を支払う、といったように相続分以上の財産を取得する代償として、ほかの相続人に自己の財産（金銭等）を交付する方法です。

　各相続人の相続分を公平に分けることができますが、代償を払うだけのお金が必要となります。

#### ③換価分割

　不動産を売却して得た現金を相続人で分けるといったように、財産をお金に換えて相続人に分配する方法です。各相続人の相続分に応じて公平に分けることができますが、遺産を処分することになります。

④共有分割

　不動産を兄弟で2分の1ずつといったように、1つの財産を複数の相続人で共有する方法です。

　これらをうまく組み合わせて、全員の合意が得られるように遺産分割を進めていくといいでしょう。

第3章　遺産分割による相続対策

### 30 ◆遺産分割による相続対策
# 前婚の子どもへの相続はどうなるのか？

**A**：いまの配偶者との間に生まれた子どもと同じ権利をもちます。

■前婚の子も同じ割合の権利をもつ相続人になる

　被相続人にとっては前婚で生まれた子どもも、いまの配偶者とのあいだに生まれた子どもも自分の子どもですから、同じ割合の権利をもつ相続人になります。

　ただしケースによって対応が異なりますので、事例を引いてご説明しましょう。

・事例１　前婚で子どもがいた配偶者が亡くなった場合

　前婚での子どもの存在を聞かされておらず、相続登記の手続きに入って必要書類を揃えるなどしてはじめてその事実を知り、相続人が驚かれることがあります。

　前婚の配偶者とのあいだに子どもがいることを伝えておくのは大切なことです。しかし、いつか話さなくてはと思いながら結局言えないまま亡くなられることもあります。

　相続登記の手続きを進めるには前婚の子どもの了承が必要となりますが、①被相続人が亡くなったこと、②前婚の子どもが相続人になったこと、③相続財産があること、④話合いの場をもちたいこと、などを通知するのは非常に負担がかかります。

　このような場合は、家庭裁判所に遺産分割の調停を申し立てるのも１つの手段です。

　調停を申し立てると、双方に呼び出し期日を伝える封書が届き、期日に家庭裁判所に出廷するように言われます。

裁判所に行くと、相手と顔を合わさないよう、別々に待合室に案内されます。
　調停を申し立てたほうが先に調停委員のいる部屋に呼ばれ、申立人の意見や案を聞いてもらいます。
　その後、もう一方が部屋に呼ばれて、相手側の意見や案を聞かされたのち、自分の意見や案を聞いてもらいます。
　そういったことを繰り返したうえで、課題があれば次回の期日が設定されます。
　これを繰り返しながら双方の妥協点が見つかれば、調停成立となります（なお、調停成立時には内容確認のため同じ部屋に入り、顔を合わせることも場合によってはあります）。
　調停が成立すると、後日裁判所より調停調書がそれぞれに送られます。
　この調停調書は確定判決と同じ効力があり、相続登記手続きを行なう際、この調書があれば相続人は登記手続きができます。

・事例2　連れ子をつれて再婚したが、再婚相手が亡くなった場合
　ご主人が初婚、奥様は再婚で、奥様には前婚の子どもが1人いて、結婚後子どもをつくらないまま、かつ養子縁組もしないままご主人が亡くなられました。
　この場合の相続関係は、子どものいない夫婦と同じになります。奥様の連れ子に相続権はなく、亡くなったご主人の親がご健在であれば奥様と共同相続人になります。すでに亡くなられている場合は、ご主人の兄弟がいればその兄弟と共同相続人になります。
　この場合、奥様の連れ子に相続権を与えるためには、養子縁組の手続きをして養子にしておかなければなりません。

**31 ◆ 遺産分割による相続対策**

# 子どもがいないとき、事業承継はどうすればいい？

**A**：M＆Aを検討してみてはいかがでしょう。

　経営者の高齢化や後継者不足により、医療業界においても事業承継が深刻な問題になっています。かつては後継者が見つからない場合、自らのリタイアとともに閉院（解散）を余儀なくされるケースが一般的でしたが、最近ではM＆Aを使って医院を第三者に売却するケースが増えています。
　というのも、売り手側、買い手側それぞれに次のようなメリットがあるからです。

■M&Aのメリット
売り手側
・創業者（オーナー）利潤を獲得することができる。
・従業員の雇用を確保でき、地域の雇用が守られる。
・子どもの希望を尊重できる。

買い手側
・新規開設に要する時間や手続きを省略できる。
・医師・看護師等の確保ができる。

　では、このようなメリットを生かすためには、どのようなかたちでM＆Aを行なうのがよいのでしょうか。M＆Aには、いくつかの方法があります。それを見てみましょう。

## ■M&Aの方法

### 1．事業譲渡

医療法人ごと売買するのではなく、財産の全部または重要な一部を買い取る方法です。

対象とする資産を個別に決定することができる半面、個別の契約等を引き継ぐことはできず再契約が必要です。また、保健医療機関の指定申請も改めて行なう必要があります。

たとえば複数の診療所をもつ医療法人から、1つの診療所のみを買い取る場合がこれに該当します。個人診療所では一般的にこの方法がとられています。

持分なし医療法人の場合も、出資持分譲渡は選択できないため事業譲渡となります。

譲渡に類似した方法として、理事および社員の過半数を交代する方法もあります。この場合は、譲渡対価の受け渡しが発生しないため退職金を受け取ることになります。

### 2．出資持分譲渡（社員・理事の変更）

持分の定めのある社団医療法人が、その出資持分（経営権）を他人に譲渡する方法です。

最高意思決定機関のメンバーである社員は一人一議決権をもち、かつ、出資者である必要はありませんから、基本的には社員総数の過半数を占めるように社員を送り込み、実効性を高めるために（旧経営陣に対する退職金という意味合いも込めて）出資持ち分を買い取るのが一般的です。

医療法人の人格ごとすべての権利義務を引き継ぐことができるうえ、手続きは事業譲渡と比べて非常にやさしい手法です。

開設手続き等を行なう必要もありません。医療法人のM＆Aでは最も一般的な方法といえます。

ただし、地区医師会での特別な定めや、テナントとの賃貸契約の特約条項などによって、管理医師や持分の所有者が変わった場合、新たに入会金や保証金を払うようになっていることがありますのでご注意ください。

### 3．合併（医療法人の場合）
　合併とは複数の医療法人が結合して一つの医療法人に移行することをいい、医療法57条に規定されています。合併によりすべての権利義務が引き継がれることになります。
　社団医療法人と財団医療法人の合併は認められていません。合併を実行するには、都道府県知事（複数の都道府県にまたがっている医療法人の場合は厚生労働大臣）の許可を受ける必要があります。
　合併は手続きが煩雑になるため、医療法に定めがあるものの、医療法人ではあまり一般的ではありません。

### 4．入社および退社による方法
　買い手側の社員が医療法人を退社して持分の払戻しを受けたのち、売り手側の社員が新たに医療法人に入社する方法です。2の出資持分譲渡と効果は同じですが、持分の払戻しを受ける者の課税関係が異なる場合があります。

　なお、平成27年12月に厚生労働省が公表した「平成26年医師・歯科医師・薬剤師調査の概況」（次頁の図）によれば、診療所に従事する医師数は「50〜59歳」が最も多く、平均年齢は59.2歳となっています。平均年齢の年次推移をみると、近年横ばいでしたが、平成20年以降は上昇しています。

図3 年齢階級別にみた診療所に従事する医師数及び平均年齢の年次推移

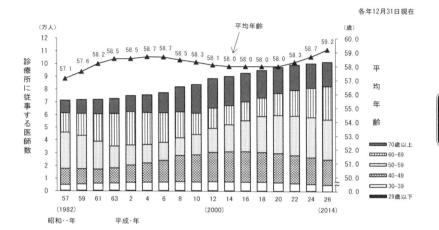

(厚生労働省「平成26(2014)年 医師・歯科医師・薬剤師調査の概況」より)

**32** ◆遺産分割による相続対策

# 遺産分割協議がまとまらないときは、どうすればいい？

**A：家庭裁判所に遺産分割調停の申立てをしましょう。**

　遺産分割は、遺言や相続人間の話合いによって穏便に分割できることもありますが、遺産の内容や相続人間の関係などによって、分割協議がまとまらないことも少なくありません。
　そんなときは、家庭裁判所に遺産分割調停を申し立ててはいかがでしょうか。

### １．遺産分割調停とは
　遺産分割調停は、家庭裁判所が相続人間の話合いについてアドバイスや意見をしてくれる制度です。
　裁判所は、分割内容を強制することはありませんが、第三者の立場で意見を示してくれたり、解決策を提案してくれたりしますから、スムーズに協議がまとまることがあります。
　話合いがうまくまとまれば、裁判所が「調停調書」を作成してくれますから、これに沿って相続の手続きを進めることができます。

### ２．遺産分割調停の申し立てをするには
①申立てをする人：相続人、包括受遺者、遺言執行者など
②申立てる裁判所：申立てる人以外の相続人のうち１人の住所地を管轄する家庭裁判所または当事者が合意で定めた家庭裁判所
③必要書類（裁判所によって異なる場合があります）
・申立書
・被相続人の出生から死亡までの戸籍謄本

・相続人全員の戸籍謄本、住民票
・遺産に関する資料（通帳の写し、登記事項証明書、固定資産評価証明書など）
④申立費用（裁判所によって異なる場合があります）
・収入印紙代1,200円
・郵便切手代500円〜600円×相続人の人数

### 3．遺産分割調停でもまとまらないときは

　調停によっても話がまとまらないときや、相続人が調停に出席しない場合などは、遺産分割審判の手続きに移ります。

　審判に移ると、裁判所が遺産の内容や相続人の状況などを踏まえたうえで、遺産分割の方法を決めます。

　決められた分割方法や内容に不満があれば、相続人は審判のやり直しを求めることができます。ただし2週間以内に限られます。

　遺産分割調停を経ずに、審判の申立てから行なうこともできますが、一般的には裁判所の判断で、まず調停から行なうようにすすめられることが多いようです。

## Q33 ◆遺産分割による相続対策
# 隠し子がいたらどうなる？

**A：婚姻関係外の子であっても「認知」があれば相続人となります。**

### ■「認知」がなければ父の相続人にはなれない

非嫡出子の場合、出産という事実があるため母子関係は確定しますが、父子関係は父の認知を必要とします。いわゆる愛人の子などで父の認知がない場合、実際は血縁関係があったとしても法的には父子関係がなく、父の相続人となることはできません。

しかし「認知」があればほかの相続人と同様に相続分が発生しますので、遺産分割にあたっては印鑑をもらう必要があります。

・相続人になれる「嫡出子」とは

| | |
|---|---|
| 嫡出子 | 婚姻中に懐胎（妊娠）した子 |
| | 婚姻外で懐胎し、父が認知した子で、その後父と母が婚姻したとき |
| | 婚姻外で懐胎した後、父と母が婚姻し、父が認知した子 |
| | 養子 |
| 非嫡出子 | 嫡出子に該当しない子（父子関係は父の認知が必要） |

なお、平成25年9月まで非嫡出子の法定相続分は、嫡出子の2分の1とされていましたが、嫡出子と非嫡出子とで相続分に差異が生じることは違憲であるとの最高裁判決により、平成25年12月に民法が改正され、嫡出子と非嫡出子の相続分は同等とされました。

### ■遺言で「認知」をするなら、遺産分割も指定しておく

「認知」は、生きているあいだに役所に届け出て行なう方法のほかに、遺言によって行なう方法もあります。そのため、家族がまっ

たく存在を知らされていなかった子（隠し子）が、父の遺言によって相続人となることがあるのです。

　遺言で認知を行なうのは、生前には明かせない何らかの事情があったのでしょうが、残された家族にとっては衝撃的なことですから、感情的になりやすく、円満に話合いができないことが考えられます。

　このような状況は、遺言を書いた父親本人もある程度予測できるものです。紛争を避けるためには、遺産分割についても遺言で指定しておくべきでしょう。それが認知を行なった父親の責務ではないでしょうか。

第3章　遺産分割による相続対策

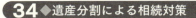

# 遺言で、相続する人を将来にわたって指定できる?

**A:**「負担付贈与」や「受益者連続信託」を活用しましょう。

先祖代々の土地など、思い入れの強い財産がある場合に、遺言で「土地は妻Aに相続させる。妻Aが亡くなったのちは次男Bに相続させる。次男Bが亡くなったのちは……」といった具合に、何世代にもわたって相続人を指定することがあります。

■「後継ぎ遺贈」は無効とされる可能性も

上記の例は、いわゆる「後継ぎ遺贈」といわれるものです。

しかしこのような「後継ぎ遺贈」が有効であるかどうかは、裁判上も曖昧なのが現状です。法的効力がなく無効とされる可能性がありますので、避けたほうがよいでしょう。

■「補充遺贈」は有効だが、拘束力があってよいか疑問

上記のような遺言が残された場合、相続発生時にすでに妻Aが亡くなっているときは、次男Bが相続することになりますから、問題になることはありません。

このような遺言は「補充遺贈」といい、遺贈したい相手が先に亡くなるおそれがあるときや放棄により受け取ってくれない場合を想定して別の人を指図する遺言であり、有効であると考えられています。

しかし、妻Aが生きているときは、次男Bへの相続が問題となります。妻Aが一度相続して所有権が移転すると、妻Aは亡くなるまでに土地を処分する可能性もありますし、遺言によって次男Bとは

別の人に相続させる遺言を残すことも考えられます。

そうなると次男Bへの相続が実現することはありません。かといって、いったん相続させる妻Aに対して、亡くなるまで処分をさせず、さらに次男Bに相続させるようにする拘束力が遺言にあるとすると、妻Aは土地の所有権を相続したといえるでしょうか。

■遺贈する見返りに義務を求める「負担付遺贈」

もしもこの遺言の趣旨が、次男Bに妻Aの面倒をみてほしいということであれば、「負担付遺贈」という方法があります。

負担付遺贈とは、財産を遺贈する見返りとして、受遺者に対して一定の義務を負担してもらう遺贈のことをいいます。妻Aの面倒をみることを条件に次男Bに相続させるという旨を記載して遺言を作成します。

■「受益者連続信託」の活用で遺言と同じ効果が

ほかに後継ぎ遺贈を実現する方法としては、家族信託を活用した後継ぎ遺贈型「受益者連続信託」の活用もあります。

次の表のように、財産を次男Bに委託し、自身（甲）を受益者とする信託を設定します。委託者が亡くなったのちは第二受益者として妻A、さらに妻Aが亡くなったのちは信託を終了し、残余財産を次男Bに帰属させるのです。これで遺言と同様の効果が実現します。

・受益者連続信託の設定例

| 委託者 | 甲 |
| --- | --- |
| 受託者 | 次男B |
| 受益者 | 甲、甲の死亡後は妻A |
| 信託財産 | 土地 |
| 信託終了事由・残余財産の帰属権利者 | 甲の妻が死亡したとき終了し、残余財産は次男Bに帰属する |

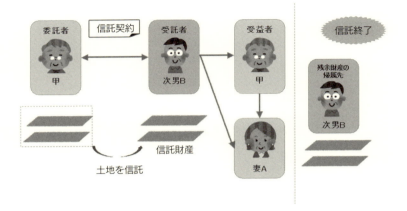

**35** ◆遺産分割による相続対策

# 親子の専門科目が違う場合はどうしたらいい？

**A：先代の診療科目を引き継ぐのが得策でしょう。**

　先代の大先生が内科で、若先生が整形外科であったりすると、病医院を承継したとはいえ医療機器を一新するような設備投資や内装工事が必要になります。これでは新規開業と必要資金が変わらないことになります。
　承継によるメリットとしては、通常、次のようなことがあります。
・開業のためのコストを低く抑えることが可能である。
・患者さんを引き継ぐことで、事業としてのリスクが低い。
・開業までの準備期間を短くできる。
・スタッフを引き継ぐことも可能である。
・地域で存在が認知されている。

■メリットを生かしてリスクを軽減する
　こういったメリットを生かすには、大先生が看板に掲げてこられた診療科目に、若先生もシフトされるといいでしょう。そのほうがリスクもなく、効率的です。
　これまでの診療科目ではないため、若先生には相当な勉強と努力が求められるでしょうが、それでも大先生にサポートしてもらいながらスタートできるのですから、心配要素はある程度解消されます。

■医療法人なら分院してもよい
　医療法人であれば分院ができますから、大先生の診療科目についてはその科目を専門とする人材をおき、そこを分院とします。そし

て若先生は、ご自身の得意科目を打ち出した医院を別の場所に設け、こちらを本院としてやっていく、という方法も可能です。

　ただし、この場合、大先生の医院は承継できますが、若先生が開設される本院は新規開業と変わらなくなってしまいます。

　やはり若先生が診療科目を変えられるほうが、承継策としては得策ではないでしょうか。

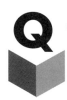

**Q 36 ◆ 遺産分割による相続対策**

## 子ども全員が医師だが、後継ぎはどうすればいい？

**A**：医療法人であれば分院することもできます。

　お子さんがご自分と同じ医師を志され、医院を継いでくれるのは、親御さんとしてうれしいことでしょう。

　ですがお子さんが複数おられ、その全員が医師という場合、親子や兄弟間の関係や診療科目なども考慮しなければなりませんから、誰にどのように後を継がせるかは、じつに悩ましい問題です。

■個人事業と医療法人で異なる承継手続きをベースに検討

　まず、現在の経営が、個人か医療法人かによって相続があった場合の事業承継の手続きが異なりますので、そのことからご説明しておきましょう。

１．個人事業の場合

　親が個人で経営している場合に相続があったときは、後継者は新たに診療所開設届や事業開始届など、開業にともなう手続きの一切を行なう必要があります。後継者以外の子どもは、とくに届出等の必要はありません。

２．医療法人の場合

　理事長である親が死亡した場合は、医療法人としての法人格はそのまま残りますので、理事長変更の手続きのみで後継者への承継ができます。

　ほかの子どもについては、その医院で勤務するか、他院で勤務ま

たは独立開業という選択になります。

医療法人の場合は、医院を分院することもできます。

分院とは医療法人の名前はそのままに、本院とは別の場所に医院を開設することです。

後継者以外の子どもも同じ医療法人に勤務する場合は、本院を後継者が経営し、分院をほかの子どもが運営することで、後継ぎ問題を解決するケースがあります。

さらにこれは持分なし医療法人に限りますが、分院を組織分割することによって、分院を完全に別の医療法人にすることも可能です。分割することで、兄弟がそれぞれ別々の医療法人を経営することもできます。

■診療科目もしくは長男・長女を優先する？

このように個人で営まれている場合と医療法人にされている場合とで選択肢は異なってきます。こういうことも後継者選びの参考になるのではないでしょうか。

いずれにしても院長は一人ですから、後継者は子どものなかから一人を選ばなければなりませんが、よくあるケースをあげておきますと、診療科目が兄弟で異なる場合は親と同じ診療科目の子どもを後継者にする、診療科目が同じ場合は長男・長女を後継者にされるようです。

### 37 ◆遺産分割による相続対策

# 多額の負債もすべて相続する必要がある？

**A**:「限定承認」や「相続放棄」を活用しましょう。

相続が発生した場合、原則として被相続人の資産だけでなく、借入金などの負債も相続することになります（単純承認）。

ですが、資産に比べて負債が多額で、すべて相続した場合に相続人に多大な負担がかかるような場合には、限定承認による相続や、相続放棄を選択すれば、解決できる場合があります。

■「単純承認」「限定承認」あるいは「相続放棄」が選択肢

1．単純承認

相続人が単純承認をした場合は、被相続人の資産および負債を無制限に承継します。

資産よりも負債が多い場合は、相続人は自己の財産で負債を弁済しなければなりません。単純承認は、後述する限定承認や相続放棄のような手続きはとくに必要ありません。

なお、次のような場合は単純承認したものとみなされます。

・3か月以内に相続放棄または限定承認の手続きをしなかった場合
・限定承認、相続放棄のいずれかを選択する前に、相続財産の全部または一部を処分した場合
・限定承認または相続放棄をしたあとで、相続財産の全部または一部を隠ぺい、消費等した場合

2．限定承認

限定承認は、相続による資産を限度として、被相続人の負債を相

続する方法です。つまり、負債がいくら多額になったとしても、資産を超える負債の部分は相続しなくてもよいことになります。

ですが、この相続の方法は相続財産の財産目録を作成し、被相続人の住所地の家庭裁判所へ相続人全員で申述をしなければなりませんので、限定承認を選択する場合は相続人全員の同意が必要となります。

限定承認の手続き

| 項目 | 内容 |
| --- | --- |
| 申立て先 | 被相続人の最後の住所地の家庭裁判所 |
| 申立ての期限 | 相続の開始があったことを知った日から3か月 |
| 申立てをする人 | 相続人全員の共同により申し立てをします。相続人が未成年または成年後見人の場合はその法定代理人が代理で申述します。 |
| 手続きに必要な書類 | ●申立書<br>●被相続人の住民票除票または戸籍附表<br>●申述人全員の戸籍謄本<br>●被相続人の出生時から死亡時までのすべての戸籍謄本 |

手続きに必要な書類については提出先の家庭裁判所によって異なる場合があります。

### 3．相続放棄

相続放棄は、相続による資産および負債を一切承継しないことをいいます。

相続放棄には限定承認と同様の手続きが必要ですが、相続人が単独で選択することができます。

相続放棄をすれば、資産も相続できないことになりますが、多額の負債を相続することになる場合は、放棄することも選択肢のひとつとなります。

## 38 ◆遺産分割による相続対策
# 将来、自宅に誰も住む予定がないときの対策は？

**A：譲渡に対する所得税を考慮し、遺産分割を行なっておくべきです。**

　父親が亡くなると、広い自宅に母親が一人で住み続けるのは困難なため、生活するのに便利な駅近くのマンションに引っ越すといったケースが最近は多いようです。

　子どももそれぞれ自分の持ち家やマンションをすでに所有していたり、遠く離れて生活していたりすると、自宅に住む人が誰もいなくなってしまうことになります。

### ■売却するときは売却益にかかる所得税に注意

　自宅に住む人がいなくなれば、その家は売却するか賃貸物件として活用する、もしくはしばらく空き家のまま放っておくことになりますが、建物が古く借手が見つからない、管理が面倒といった理由から、売却するケースもよく見られます。

　その際、注意しておかなければならないのが、自宅の売却益（譲渡所得）にかかる所得税です。

・所得税と住民税をあわせて税率20％で課税される

　自宅の譲渡所得については、所得税と住民税をあわせて20％（※）の税率で課税されますが、居住用財産の3,000万円特別控除という特例があり、居住していた人が売却すれば譲渡所得から3,000万円を控除できます。

　居住していない人が売却するとこの特別控除は適用されません。

（※）20％の税率は、長期譲渡所得の場合です。長期譲渡所得とは、譲渡した年の1月1日現在で所有期間が5年を超える土地建物を譲渡したことによる所得をいいます。

相続により取得した場合は、被相続人の取得日を引き継いで判定します。平成25年から平成49年までであれば、復興特別所得税をあわせると20.42％になります。

■**特別控除の適用が受けられるようにする**

父親が亡くなったのち、同居していた母親が自宅を相続して売却すれば特別控除の適用を受けられますが、住む予定のない子どもが相続して売却すると、適用を受けられないことになります。

自宅は売却すると決めている場合には、遺産分割協議の際に、同居していた母親が相続するようにします。

売却による資金を子どもに相続させたい場合は、代償分割により、「自宅は母が相続し、その代わりに母は子どもに金銭を支払う」という遺産分割にしておけばよいでしょう。

なお、平成28年4月1日から平成31年12月31日までのあいだは、次のような要件を満たせば、相続して空き家となった家屋、土地についても3,000万円の特別控除を適用できる特例があります。

■**特別控除の適用要件**

| | |
|---|---|
| 対象者 | 相続または遺贈により、被相続人の居住に供していた家屋およびその敷地を取得した人 |
| 対象財産 | 昭和56年5月31日以前に建築された家屋およびその敷地で、被相続人の居住に供していたもの<br>（相続開始の時から譲渡の時まで事業、貸付けまたは居住に供したことがあるものは対象外） |
| 譲渡要件 | 相続開始があった日から3年を経過する日の属する年の12月31日までに、①耐震リフォームをしたのちに、その家屋や敷地を譲渡した場合または②家屋を取り壊したのちに、その敷地を譲渡した場合 |
| 譲渡価額制限 | 譲渡価額が1億円を超えないこと |
| 適用期間 | 平成28年4月1日から平成31年12月31日までのあいだの譲渡 |

## 39 ◆遺産分割による相続対策
# 配偶者の家系に財産が渡るのを防止するには？

**A**：生前贈与や遺言で財産を残したい人を指定しましょう。

　子どものいない夫婦では、夫と妻のどちらが先に亡くなるかによって、財産の行方が大きく変わってしまうことがあります。

■**夫と妻のどちらが先に亡くなるかによって財産の行方は変わる**

　例として、子どもはおらず、夫婦ともに両親はすでに亡くなっており、兄弟はそれぞれ１人ずついるというケースで考えてみましょう。

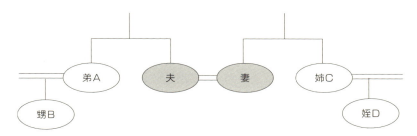

　子どもも両親もいないため、相続人は配偶者と兄弟姉妹になりますが、法定相続分は配偶者が４分の３となっていますから、ほとんどの財産が配偶者に残されることになります。

　夫と妻のどちらかが亡くなって配偶者が相続した財産は、その配偶者が亡くなると相続人は兄弟姉妹のみになりますから、すべての財産が兄弟姉妹に相続されます。

　これでおわかりいただけるでしょう。

　夫が先に亡くなると、その財産の大半は妻が相続することになり、その後は妻の姉Ｃや姪Ｄといった妻の家系が財産を相続していくこ

とになります。

　反対に、妻が先に亡くなると、夫婦の財産の大半を夫の家系である弟Aや甥Bが相続していくことになるのです。

**■遺言で誰が相続するのか指定しておく**

　先祖代々の土地など、思い入れの強い財産がある場合は、あらかじめ遺言によって誰が相続するのかを指定しておくのがよいでしょう。

　その際、遺留分を侵害しないように注意しなければなりません。配偶者の法定相続分は大きいため、財産を残したい方を受取人にした生命保険契約を活用して、配偶者に金銭で代償分割できるような配慮が必要になります。

　もしくは、生前に移転してもよい財産であれば、生前贈与や譲渡によりあらかじめ移転しておくというのもひとつの方法です。遺言よりもダイレクトに本人の意思が伝わりますし、無用のトラブルを避けることにつながります。

　これ以外に、前述したような、家族信託を活用した後継ぎ遺贈型受益者連続信託の活用という方法もあります。

## 40 ◆ 遺産分割による相続対策
# 医師でなくても医療法人の理事長になれる？

**A：医療法人の理事長は、医師または歯科医師が原則です。**

まず、原則を申しておきましょう。

医師または歯科医師でない者の実質的な支配下にある医療法人において、医学的知識の欠陥に起因し問題が惹起されるような事態を未然に防止するために、医療法人の理事長は医師または歯科医師であることが原則です。

医療法第46条の6には、次のように記されています。

> 【医療法第46条の6】 医療法人の理事のうち一人は、理事長とし、医師又は歯科医師である理事のうちから選出する。ただし、都道府県知事の認可を受けた場合は、医師又は歯科医師でない理事のうちから選出することができる。

■要件に該当すれば、医師でなくても理事長就任は可能に

さて、ここからがご質問への回答になります。

理事長が職務を継続することが不可能になった場合、外部から医師を招くと、法人を乗っ取られたり、役員報酬のことでトラブルが起こったりといった事態が生じかねません。

また、経営に不慣れな医師や周囲に信用のない医師では法人運営に支障をきたすこともあるでしょう。医師の絶対数が不足していますから、一人医療法人などでは適切な人材を探し出すまでの期間、医院を閉鎖せざるを得なくなるかもしれません。

このような問題を回避するために設けられた規定が、上記条文の「ただし、」以下です。ここにあるとおり、都道府県知事の認可を受

ければ、次の理事長が決まるまでの期間、医師免許をもたない配偶者等が理事長に就任し、法人経営を継続することが可能となるのです。
　ただし、理事長就任には次に掲げる要件のいずれかに該当する必要があります。

１．次に掲げるいずれかに該当する医療法人
①特定医療法人または社会医療法人
②地域医療支援病院を経営している医療法人
③公益財団法人日本医療機能評価機構が行なう病院機能評価による認定を受けた医療機関を経営している医療法人

２．１に掲げた以外の医療法人
①過去５年間にわたって、医療機関としての運営が適正に行なわれ、かつ、法人としての経営が安定的に行なわれている医療法人
②理事長候補者が当該法人の理事に３年以上在籍しており、かつ、過去３年間にわたって、医療機関としての運営が適正に行なわれ、かつ、法人としての経営が安定的に行なわれている医療法人
③医師または歯科医師の理事が理事全体の３分の２以上であり、親族関係を有する者など特殊の関係がある者の合計が理事全体の３分の１以下である医療法人であって、かつ、過去２年間にわたって、医療機関としての運営が適正に行なわれていること、および、法人としての経営が安定的に行なわれている医療法人
④昭和61年６月27日において、すでに設立されていた医療法人については、次に掲げる要件（アまたはイ）のいずれかに該当する場合
　ア．同日において理事長であった者の死亡後に、その理事長の親族で医師・歯科医師でない者が理事長に就任しようとする場合
　イ．同日において理事長であった者の退任後に、理事のうち、その理事長の親族であって医師・歯科医師でない者が理事長に就任しようとする場合

## 41 ◆遺産分割による相続対策

# 医院で使用している土地を後継者がすべて相続するには？

**A：代償分割による相続を活用しましょう。**

被相続人の財産が現金預金のみの場合は相続分に応じて分割できますが、土地や建物といった不動産を相続分に応じて分割する場合は各相続人で共有することになります。

しかし不動産を共有で相続すると、その後相続人の一人がその不動産を処分する際、ほかの共有者に合意を求めなければなりません。また、一次相続ではもめなくとも二次相続以降の遺産分割でもめる原因になりかねません。

とくに医院で使用している不動産や、不動産に限らず医療法人の出資持分なども、医院の後継者以外の相続人にはできるだけ分散させたくないものです。

このようなケースで活用できるのが、「代償分割」という分割方法です。

### ■代償分割とは

代償分割とは、分割しにくい財産をいったん一人または数人がすべて相続し、代わりにその相続人の財産から、ほかの相続人に相続分を譲り渡す方法です。

たとえば被相続人の長男が医院の土地をいったんすべて相続し、その代わりにほかの相続人の相続分を、長男の現金預金などで譲り渡すのです。

この場合、注意すべきことがあります。長男がほかの相続人に現金預金を譲り渡す場合はほかの相続人に贈与税はかかりませんが、

不動産などの資産を譲り渡す場合は、長男に譲渡所得税が課税されます。

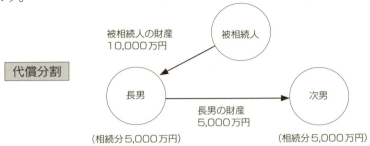

■代償分割をするために必要なこと

代償分割はあくまで遺産分割の方法の一つですから、遺産分割協議書にその旨を記載する必要があります。

具体的には次のような内容を記載することになります。
①代償分割により財産を相続する人の名前
②代償分割により相続する財産
③①の相続人がその代償として支払う財産とその支払期日
④③の財産を受け取るほかの相続人の名前

③④の例を示しておきます。
「相続人Aは、その遺産を取得する代償として、Bに対して金○○万円を平成○年○月○日までに支払うものとする。」

代償分割によれば、医院に関連する財産などを、医院の経営とは無関係な相続人に分散することなく、事業承継をスムーズに行なうことができます。

ただし代償分割を行なう場合は、その代償として支払う財産が必要となりますので、その原資として、遺産分割協議の対象とならない生命保険（被相続人を被保険者、保険金受取人を代償により財産を支払う相続人とする）などを活用するとよいでしょう。

# 第4章

## 出資持分対策

医療法人の相続対策の基本項目です。
最新の情報・制度を活用しましょう。

## Q42 ◆出資持分対策
# 「出資持分」とは？

**A：医療法人への出資者が、法人の資産に対し出資額に応じてもっている権利です。**

「出資持分」という言葉は、本書でも頻繁に登場してきます。

ドクターの相続問題に関連することの多い「出資持分」とは、いったいどのようなものなのか、ここで整理しておきましょう。

■**医療法人は法人として財産をもつことができる**

医療法人は、大きく分けると次の2種類になります。
① 社団たる医療法人
② 財団たる医療法人

このうち「出資持分」が問題となるのは、①の社団たる医療法人です。

まず法人とは、個人以外で権利を有し、義務を負うことを法律によって認められた存在です。医療法人も法人のひとつですから、当然に権利を有し、義務を負うことができます。

たとえば医療法人は、病院の建物や土地といった不動産を所有したり、医療機器を購入したりして、財産をもつことができます。また、銀行からお金を借りた場合には、返済の義務を負うこともあります。これらは医療法人としての固有の権利あるいは義務になります。すなわち医療法人は、医療法人として財産をもつことができるのです。

■**医療法人が必要とする資金の提供者が「出資者」**

医療法人が活動を行なうためには、株式会社のような一般の法人と同様に、資金が必要になります。とくに医療法人を設立しようと

するときは、医療法人そのものには資金がありませんから、必要な資金を調達する必要があります。

その医療法人の設立時や、あるいは設立後であっても、医療法人が資金を必要とする場合に、必要な資金を提供する（出資する）人のことを「出資者」といいます。

出資者は、医療法人に対して資金を提供していますから、医療法人の財産の一部は自分の財産でもあると主張することができる、一定の権利をもつことになります。

「一定の権利」とは、出資者が出資した金額に応じて有する権利で、この出資者のもっている権利のことを、一般に「出資持分」と呼んでいます。

■出資者は「出資持分」の譲渡・贈与や、払い戻し請求できる

「出資した金額に応じて」とはいえ医療法人の財産の一部をもっているわけですから、出資持分は経済的な価値がある財産ということになります。財産である以上は他人に譲渡したり贈与したりすることができますし、自分のもっている出資持分を払い戻して欲しいと医療法人に請求することもできます。

なお、出資持分の移転については、贈与税や相続税および所得税が課税される場合があります。

■相続時に問題になる「出資持分問題」

近年、「出資持分問題」が医療法人経営の大きな問題として注目されていますが、それは出資持分には財産としての価値があるからです。問題となる主なポイントは次の2点です。

1．相続時の納税額の上昇

たとえば理事長が大半の出資者である場合、理事長が亡くなると妻子ら相続人は、理事長名義の現金、預金、不動産といった通常の

財産のほかに、医療法人の出資持分も財産として評価され、思いもよらない高額の相続税納付を求められることがあります。

　ところが出資持分を現金化することは困難な場合が多いため、納税資金を確保することがむずかしくなります。これが大きな問題のひとつです

２．出資持分の払戻金額の上昇

　出資した社員（もしくはその相続人ら）は、退社の際に出資持分の払戻しを求めることができます。

　払戻しの請求があると、医療法人は請求に応じるだけの現金や預金が必要となります。これは医療法人の存続そのものが脅かされる事態になりかねません。これがもうひとつの大きな問題です。

　このように医療法人の経営や存続にかかる問題をはらんでいるのが、「出資持分」なのです。

## 43 ◆出資持分対策
# 医療法人の意思決定は誰がするのか？

## A：「社員総会」が最高の意思決定機関です。

　医療法人であれば「出資持分」対策は深く相続対策に関係してきますが、対策を講じるうえで、理事長なりの一存でことを進められるかどうか、気になるところでしょう。

　医療法人としての意思決定は、誰がどのようにして行なうのか、まず医療法人の組織構成についてご説明します。

　次の図が社団医療法人の構成です。

■社団医療法人の構成

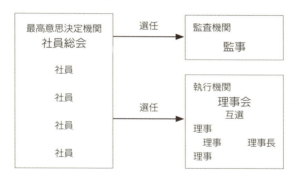

　ここに出てくる「社員」というのは、法人（社団法人）の構成員であり、社員名簿に記載管理されている一定の個人です。

　社員たる資格は、法人の定款において定めることとされており、どういう人が社員になることができ、またどのような場合に社員の地位を失うかは、医療法人それぞれで定める定款によって決まります。医療法では、社員の資格について特別の制限は設けられていま

せん。

■ **重要な事項は「社員総会」の決議による**

この「社員」が集まって医療法人としての意思を決める会議を「社員総会」といいます。

医療法では「社員総会の決議を必要とする事項について、理事、理事会その他の社員総会以外の機関が決定することができることを内容とする定款の定めは、その効力を有しない」と定められています。

つまり一定の重要事項については社員総会以外での決議はできないのですから、社員総会が医療法人の最高意思決定機関ということになります。

次のような重要な事項については、社員総会において決めなければなりません。

・財産を処分することや、担保を提供すること
・毎事業年度の事業計画の決定および変更
・収支予算および決算の決定
・剰余金または損失金の処理
・その他重要な事項の決定


・**医療法人の社員は1人1個の議決権をもつ**

医療法では、「社員は、各一個の議決権を有する」と定めています。社員は、社員総会においては出資持分の有無や金額とは関係なく、1人1個の議決権をもっているということです。

株式会社の場合、より多くの株式をもっている人が、株主総会においてより大きな発言権をもちます。このことは先生がたも容易に想像できると思います。ところが医療法人においては、株式会社のような仕組みにはなっていないのです。あくまで社員1人ひとりが1個の議決権をもっているのです。

■社員名簿で、誰が社員なのか確認する

　では、誰が社員なのかわからないときはどうすればいいのでしょう。

　医療法人設立から時間が経過していたり、医療法人を引継いだ立場にあったりする場合、先生ご自身はいったい誰が社員であるのか把握できない場合があります。

　医療法では「社団たる医療法人は、社員名簿を備え置き、社員の変更があるごとに必要な変更を加えなければならない」とされていますが、社員名簿が見当たらないこともあるでしょう。

　医療法人設立時に作成する当初の定款には、社員の氏名が書いてあるのが一般的です。医療法人設立当時の社員については、最初の定款を見て調べればいいでしょう。

　設立当時の定款が事務所などにない場合は、監督官庁において定款を見ることができます（「閲覧」といいます）から、この方法で設立当時の社員については調べることができます。

・社員名簿がなければ社員総会議事録などで調べる

　設立後に社員の変動があった場合は、社員名簿に変更を反映させなければならないとされていますから、通常、社員名簿を見れば社員の変動もわかるはずなのですが、社員名簿がない場合は、社員の変動をただちに把握することがむずかしくなってしまいます。

　そういう場合は、社員総会の議事録など関係記録を調べてみます。

　それでもなお、関係記録が何も残っていない場合や、関係する記録が残っていてもその内容がほかの記録と矛盾するような場合には、社員の変動を判断することはできません。

　関係者の記憶や残されている関係記録の作成経緯を踏まえて、社員の変動を総合的に判断していくことになります。

　このようにして特定できた社員による「社員総会」に諮り、対策を決議しなければなりません。

第4章　出資持分対策

## 44 ◆出資持分対策
## 社団医療法人におすすめの出資持分対策は？

**A：一般の出資持分のない医療法人に移行することです。**

　出資持分問題対策については、対策は講じたいけれど出資持分のある医療法人のままでいたいという先生もおられますし、相続税で苦労された経験から持分のない医療法人への移行に前向きな先生もおられます。

　では、出資持分対策にはどのような選択肢があり、また先生の医療法人にとってはどの方法が適しているのか、まず、社団医療法人が選べる選択枝を見てみましょう。

　選択肢をまとめると、表のようになります。

**■期間限定の認定医療法人制度を活用する**

　このなかでおすすめしたいのは、認定医療法人制度を活用して一般の出資持分のない医療法人へと移行する方法です。

　医療法人の経営が順調であればあるほど、出資持分問題は時間の経過とともに大きな課題になっていきます。

　出資持分問題を解決するためには、期間限定（平成29年度税制改正により認定期間が3年間延長され平成29年10月1日～平成32年9月30日となりました）で設けられた、この認定医療法人制度を活用されるのが、いちばんの得策だといえます。

　大切なことは、当然ながら、先生の医療法人にふさわしい類型の医療法人に移行することです。

　具体的なスキームについては高度な知識と経験を必要としますの

で、移行に精通した弁護士もしくは税理士等を見つけ、先生の意向を十分に伝えて実行してください。

認定制度については、平成29年度税制改正で認定期間は3年間延長（平成29年10月〜平成32年9月）され、税制上の特例措置も延長されました。また、認定要件の追加および贈与税非課税対象の拡大も盛り込まれています。

■社団医療法人の選択肢

| 法人類型 | 持分 | 同族経営 | 移行ハードル | メリット | デメリット |
|---|---|---|---|---|---|
| 一般の出資持分のない医療法人（基金拠出制度含む） | 無 | 可能 | 普通 | 相続税・贈与税の課税がない 出資者からの払戻請求を受けない | 医療法人に対する財産権がなくなる |
| 社会医療法人 | 無 | 公益性高い | 非常に高い | 相続税・贈与税の課税がない 法人税において軽減税率が適用される等 | 公益性が強く求められ要件が厳しい |
| 特定医療法人 | 無 | 公益性高い | 非常に高い | 相続税・贈与税の課税がない 非課税となる税が多い等 | 公益性が強く求められ要件が厳しい |
| 出資持分のない医療法人と合併 | 無 | 可能 | 高い | 合併先の医療法人と同じ | 合併先の要件を満たさなければならない |
| 出資持分のある医療法人 | 有 | 可能 | 無 | 医療法人に対する財産権が維持できる | 相続税・贈与税の課税を受ける 出資者からの払戻請求を受ける |
| 出資額限度医療法人 | 有 | 可能 | 低い | 出資者からの払戻請求が出資額の限度となる | 相続税・贈与税の課税を受ける |

**45 ◆ 出資持分対策**

# 出資持分の評価引下げの、おすすめ策は？

**A：理事退職金と生命保険を活用しましょう。**

■出資持分の評価方法

　出資持分の評価引下げ策をご紹介する前に、評価の仕組みについて整理しておきます。

　出資持分の評価は、「類似業種比準価額方式」、「純資産価額方式」、および「その併用方式」という3つの方式のいずれかを用いて計算します。

　どの方式を用いるかは、医療法人の規模に応じて、ということになります。

　医療法人の規模の判定は、「小売・サービス業」の基準により、従業員が70人以上の場合はすべて大会社に該当します。

　70人未満の場合は、取引金額および総資産と従業員数をもとに、右頁の規模判定表の区分に応じて行なうことになります（平成29年度より税制が改正されています）。

## ■医療法人の規模の判定表

| 総資産価額<br>(帳簿価額)<br>および従業員数 | 取引金額 | | | | |
|---|---|---|---|---|---|
| | 6,000万円<br>未満 | 6,000万円<br>以上<br>2.5億円未満 | 2.5億円以上<br>5億円未満 | 5億円以上<br>20億円未満 | 20億円以上 |
| 4,000万円<br>未満<br>または5人以下 | 小会社 | | | | |
| 4,000万円<br>以上<br>5人以下を除く | 中会社「小」<br>(L=0.60) | | | | |
| 2.5億円以上<br>20人以下を除く | 中会社「中」<br>(L=0.75) | | | | |
| 5億円以上<br>35人以下を除く | 中会社「大」<br>(L=0.90) | | | | |
| 15億円以上<br>35人以下を除く | 大会社 | | | | |

## ■規模別評価方法

| 大会社に相当<br>する医療法人 | ①類似業種比準価額<br>②純資産価額(相続税評価額による。<br>以下同じ) | ③①、②のいずれか低い金額 |
|---|---|---|
| 中会社に相当<br>する医療法人 | ①類似業種比準価額×L＋純資産価額<br>×(1－L)<br>②純資産価額 | ③①、②のいずれか低い金額<br>(注)L:類似業種比準価額の割合 |
| 小会社に相当<br>する医療法人 | ①純資産価額<br>②類似業種比準価額×0.50＋純資産<br>価額×(1－0.50) | ③①、②のいずれか低い金額 |

それぞれの算式は次のようになります。

## 1．類似業種比準価額方式の評価算式

$$A \times \left[ \frac{\frac{b}{B} + \frac{c}{C}}{2} \right] \times 斟酌率$$

A：類似業種の株価　B：類似業種の利益金額　C：類似業種の簿価純資産価額
b：医療法人の利益金額　c：医療法人の簿価純資産価額
斟酌率　大会社：0.7、中会社：0.6、小会社：0.5
※A、B、Cは、国税庁ホームページに掲載されている「類似業種比準価額計算上の業種目及び業種目別株価等」の、「その他の産業」の数字を用います。

## 2．純資産価額方式による評価算式

$$\frac{\begin{array}{c}相続税評価額による\\(総資産価額-負債の金額)\end{array} - \begin{array}{c}評価差額に対する\\法人税等相当額\end{array}}{課税時期における出資口数}$$

※評価差額に対する法人税等相当額＝
　(相続税評価額による純資産価額－帳簿価額による純資産価額)
　× 37％

　出資持分の評価には、利益や純資産が影響します。とくに類似業種比準価額方式を採用もしくは併用する場合は、利益を計画的に減らすことが、評価引下げのポイントになります。

■出資持分の評価引下げ策
1．純資産圧縮による評価引下げ方法

| 1 | 不動産の取得 |
| --- | --- |
| 2 | 建物の建築・リフォーム |
| 3 | 役員退職金の支給 |
| 4 | 低解約期間のある生命保険の活用 |

2．利益圧縮による評価引下げ方法

| 1 | 棚卸資産の評価方法の選択 |
| --- | --- |
| 2 | 不良債権の貸倒計上 |
| 3 | 短期の前払費用の損金計上 |
| 4 | 不良在庫・固定資産の廃棄、除却処理 |
| 5 | 含み損のある土地および有価証券等の売却 |
| 6 | 引当金・準備金の設定 |
| 7 | 減価償却の方法の選択、特別償却費の計上 |
| 8 | 損金性の高い生命保険の加入 |
| 9 | 役員退職金 |
| 10 | 理事報酬の増額 |

　これらを実行することで出資持分の評価を低くすることができます。

　なかでも効果的な方法として、「利益圧縮による評価引下げ方法」にある、役員退職金と理事報酬の増額についてご説明します。

(1) 理事に退職金を支給する

　理事への退職金支給は利益と純資産の圧縮につながりますから、じつに効果的な評価引下げ策になります。

　退職金は事業遂行上、損金として認められるものですが、理事の

場合は税務上の制約が加えられています。というのは、医療法人が損金として計上した理事退職金のうち、過大な部分については、理事報酬と同様、法人税法上は損金とは認められないのです。

理事退職金については、適正とされる具体的な算定方法が法令・通達等で示されていないため、判例や審判所の裁判事例等を参考にして、具体的な算定方式が考えられています。そのなかで合理的な手法と考えられる方法が、下記になります。

**理事の退職金の適正支給額＝**
**最終報酬月額×理事在職年数×功績倍率**

＊功績倍率の目安は、理事長3.0、理事2.0、監事1.0となります。

最終報酬月額は、不当に高額な部分が含まれている場合、それを除いて計算しますから、退職金支払いを考慮して報酬額を一度に上昇させると、過大理事報酬とみなされるおそれがあります。業績に応じて理事報酬を増額し、妥当とされる水準にしておくのがよいでしょう（退職金支給後も職務に就いておくことは可能です）。

理事としての地位や職務の内容が著しく変わり、実質的に退職したのも同然であると認められる場合は、「みなし退職金」を支給できます。

「みなし退職金」の支給が可能になるのは、次のような場合です。
①常勤理事が非常勤理事になった場合（代表権・経営権を保持している場合を除く）
②理事が監事になった場合（経営権を保持している場合を除く）
③役割変更後、報酬がおおむね5割以上減少した場合

**(2) 生命保険で利益を圧縮し、かつ理事退職金の資金を確保する**

生命保険の活用も、評価引下げにじつに有効な策になります。
定期保険のように、保険料が税務上の損金に算入できるものに加

入し、利益を圧縮するのです（理事退職金の支出額が大きくなっても資金繰りが悪化しないよう、資金確保のためにも生命保険に加入しておくことをおすすめします）。

　退職金の支給時期と保険の解約時期をずらせば、さらに利益圧縮効果が生じます。

　出資持分の評価は、直前期の決算状況によって判断します。つまり、評価に影響するのは、直前期の理事退職金だけですから、保険金の受取りを翌期にずらし、保険金受取分が評価に影響しないようにするのです。

　また、低解約期間のある生命保険は、低解約期間中は純資産価額の評価が低くなるという効果ももたらします。

　なお、生命保険は評価引下げに活用するには便利ですが、引下げに意識が向くあまり過分な支払いをし、経営状況が悪化してしまうような事態を招来しては意味がありません。その点に留意しながら実行してください。

## 46 ◆ 出資持分対策
# 出資持分の評価引下げ後はどうすればよい？

**A：評価が低くなった時点で贈与や譲渡を行ないましょう。**

　評価を短期的に引き下げただけでは、いずれもとの評価に戻ってしまいます。評価が低くなった時点で贈与や譲渡など、何らかのアクションをとることが必要です。

■評価引下げ後にとるべきアクション
　評価引下げ後は、忘れずに次のアクションをとりましょう。
1．贈与
　最もオーソドックスなアクションは、贈与です。低評価になった時点で、後継者に贈与をしましょう。
　次年度に評価が戻ったり大幅に上昇したりすることが予想される場合、次のことを検討します。
・贈与の口数を増やす（贈与税がかかっても節税になる場合があります）
・贈与の対象者を増やす

　贈与税の計算は暦年単位ですが、出資持分の評価は医療法人の直前期の決算に連動しますから、たとえば次のようなことも有効です。
　3月期決算で評価引下げ対策を行なった場合、その年分の贈与は4月以降12月末までに行ない、翌年分の贈与は翌年の1月、2月など翌期の決算期（3月末）を迎える前に贈与をする、といったことです。

## 2．相続時精算課税制度を活用しての贈与

相続時精算課税制度を活用すれば、低い評価で持分を一気に贈与してしまうことが可能です。

この制度を使って贈与をしておけば、将来の相続の際に持ち戻される持分の評価額は、相続時点での時価がいくら何倍に上昇していようと、あくまでも贈与時点の低い評価となります。引下げ対策後の低い評価額で固定できるのです。

ただし、一度この制度を選択すると暦年贈与に後戻りはできませんから、慎重な判断が必要です。

## 3．譲渡

譲渡してしまうことも一法です。低評価時に後継者に譲渡しておけば、将来、評価が上昇したときに相続を迎えるよりも有利になるケースがあります。

譲渡するにあたっては、次のことに留意しましょう。
① 後継者の買取り資金の準備
② 譲渡した人に譲渡所得税が発生する（売却益の約20％）
③ 譲渡した人の相続財産の種類が出資持分から現金に変わるため、現金による相続対策の検討

なお、後継者以外の、病医院の経営に関わらない人がもっている持分についても、評価が下がったタイミングで買取りや一部を払戻すなどの検討をお忘れなく。

## Q47 ◆ 出資持分対策
# 赤字続きなら出資持分対策は不要か？

**A：赤字が続くと評価が高くなることもあり要注意です。**

　赤字が続いていると評価も低くなり対策不要と思われるかもしれませんが、「比準要素1」の医療法人に該当し、評価が逆に高くなる場合がありますから、要注意です。
　出資持分の評価には「類似業種比準価額」と「純資産価額」という2種類の価額があり、「類似業種比準価額＜純資産価額」となりがちです。

### ■利益、配当、純資産の比較要素が1つにならないようにする

　類似業種比準価額は、利益、配当、純資産の3つの要素を、類似する上場企業の要素と比較して評価をするのですが、その比較要素が1つしかない場合は比較が困難であるため、類似業種比準価額を使用できず、よって純資産価額を使用することになっています。
　医療法人にはそもそも配当の要素がないため、赤字が続き利益の要素がなくなった段階で、「比準要素1」の法人に該当してしまいます。
　とくに、過去の内部留保はあるもののここ2～3期は赤字が続いているような医療法人は、要注意です。
　「比準要素1」に該当してしまっている法人は、あえて利益を出すことも検討してみてください。それによって「比準要素1」からはずれ、結果、類似業種比準価額を使用でき、持分評価が現状より下がることもあるのです。
　赤字続きだから安心と、決め込んでいると思わぬ評価になりかねません。

## 48 ◆ 出資持分対策
## 認定医療法人制度は活用すべき制度？

**A**：利用しない手はありません。

医療法人の出資持分対策として、前項で「認定医療法人制度」の活用をおすすめしましたが、もうすこし詳しく、この制度についてご説明しておきます。

■認定医療法人とは

まず、認定医療法人とはどういうものか、です。

認定医療法人というのは、より良質な医療を提供する体制を確立するための、医療法等の一部改正に向けた移行計画において、厚生労働大臣の認定を受けた医療法人をいいます。

認定を受けられるのは、制度施行の日から3年以内に限られており、平成26年10月1日から平成29年9月30日まででしたが、平成29年度税制改正により認定期間が3年間延長され平成29年10月1日〜平成32年9月30日までの3年間になりました（認定要件の追加や贈与税非課税対象の拡大も盛り込まれています）。

■認定医療法人制度を活用すべきケースとは

次に、どういうときに制度を活用すればいいのか、です。

2つのケースがあります。

ケース1．出資持分のない医療法人への移行を決定し作業を進めている途中で、高齢者の理事長が亡くなり相続が起こった場合

ケース2．出資者の一部が退社し持分の払戻しを行なった際に、残ったほかの出資者に対してみなし贈与税の課税が発生する可能性が

ある場合

■認定医療法人制度活用による節税効果とは

では、この制度の活用によってどういう節税効果が得られるのか、です。

これが最大のポイントになりますが、ひとことでいえば「医業継続にかかる納税猶予」です。上記のケース1の相続税についても、ケース2の贈与税についても、納税が猶予されます。

その流れは、以下のとおりです。

・相続税

相続人が、持分の定めのある医療法人の持分を相続または遺贈によって取得した場合、その法人が相続税の申告期限において認定医療法人の認定を受けていれば、次のように扱われます。

①担保の提供を条件に、相続人が納付すべき相続税額のうち、その認定医療法人の持分に対応する相続税額については、移行計画の期間終了まで相続税の納税が猶予される。
⇩
②移行期間内に、当該相続人が持分のすべてを放棄する(持分のない医療法人に移行)。
⇩
③納税猶予が免除される。

・贈与税

出資者の一部が持分を(払い戻しなどにより)放棄したことによって、ほかの出資者の持分が増加することになったのを、贈与を受けたものとみなして、それらの出資者に贈与税が課税(みなし贈与課税)される場合、その法人が認定医療法人であれば、次のように

扱われます。
① 担保の提供を条件に、それらの出資者が納付すべき贈与税額のうち、ケース2による経済的利益に対応する贈与税額については、移行計画の期間終了まで贈与税の納税が猶予される。
⇩
② 移行期間内にそれらの出資者が持分のすべてを放棄する。
⇩
③ 納税猶予が免除される。

　なお、「みなし贈与課税」とは、対価を支払わずに、または著しく低い価額の対価で利益を受けた場合、その利益を受けた人が、その利益の価額に相当する金額を贈与によって取得したものとみなされ、課税されるものです（相続税法第9条）。

　認定医療法人制度の詳しい内容等については、厚生労働省のホームページで確認できます。

## 49 ◆ 出資持分対策
## 出資持分のない医療法人に移行すると、病院を乗っ取られない？

**A：出資持分の有無と社員の地位は無関係、心配は不要です。**

　出資持分のない医療法人に移行すると、病院が乗っ取られるのではないかと心配される方もいらっしゃるようです。

　そういった心配は、ご無用です。病院経営の方針を定めるのは最高意思決定機関である社員総会であり、その議決権を有しているのは社員だからです。

　出資持分の有無と社員の地位とは無関係ですから、出資持分がなくなったとしても、社員としての地位があれば、病院を経営し支配することは可能です。

■「同族要件」についての心配も不要

　もうひとつ、よく質問を受けるのは、「同族要件」についてです。
　社会医療法人や特定医療法人等に移行する場合には、役員等およびその親族等の数が、役員および社員の総数の3分の1以下であることといった要件がありますが、一般の出資持分のない医療法人に移行する場合は、同族要件は不要とされています。

　しかし、親族だけで社員を固めていたとしても、必ずしもこれからも対立が生まれないとは言い切れません。むしろ親族であるがゆえに、直接病院経営とは関係のない事情も絡み合い、言いたいことを言い合って争いが激化するケースもじつに多く見られます。

　出資持分のない医療法人への移行によって出資持分問題を解消されたのを機に、風通しのよい組織づくりを目指されてはいかがでしょうか。

## Q50 ◆ 出資持分対策
### 後継ぎがいなくても持分移行を行なう必要がある？

**A：相続税や解散時の税金を試算し、持分移行を検討すべきです。**

医療法では、医療法人の理事のうち1名は医師または歯科医師でなければならないと定められています。そのため、後継ぎのいないまま先生が亡くなられてしまった場合、医療法人は法律の要求を満たすことができず、解散せざるを得ないということになってしまいます。

■残余財産に占める留保利益が問題

先生がたのなかには、後継ぎがいないなら、自分が死んだら病院や診療所を閉めればいいだけ、とお考えの方もいらっしゃるかと思います。しかしながら病院を閉める（医療法人を解散する）のは、患者さんが困るというだけにとどまらない問題なのです。

出資持分のある医療法人が解散する場合、解散後の医療法人の財産は出資者に対して分配されることになります。

残された財産（残余財産）には、医療法人の設立時に払い込まれた出資金だけでなく、医療法人の運営期間中に法人内部に留保された利益もあります。残余財産の構成は次のとおりです。

**残余財産＝出資金＋留保利益**

医療法人は、いくら利益が出ても株式会社のように配当をすることができません。そのため、利益は医療法人の内部に留保され続け増えていくことになります。

先生が素晴らしい医療を行なわれ、経営が健全であればあるほど

医療法人の残余財産は増えていくことになります。

■**相続人に所得税と相続税が課される**

では、先生に後継ぎがいない場合、この残余財産はどうなるのでしょうか。

先に述べたとおり、後継ぎのいないまま先生がお亡くなりになった場合、医療法人は解散することになります。そして医療法人の残余財産は、分配されることになります。

分配されるお金のうち、出資金を超える額（上記の「留保利益」）については「みなし配当」となり、所得税課税が発生します。

また、先生が医療法人の出資持分をおもちのまま亡くなられたとすると、先生の出資持分も相続財産として評価され、相続人の方々には相続税が課税されることになります。

後継者がいないまま先生が亡くなってしまわれた場合、相続人の方々には次のことが生じることになるのです。

1．まず、出資持分を相続したとして相続税が課税されます。相続税は高額の留保利益を含んだ金額を前提に評価されますから、かなりの高額となってしまう可能性があります。
2．次に、医療法人の解散にともない医療法人の残余財産の分配を受けますから、みなし配当課税がなされることになります。

残された相続人の方々には、二重に税金が課税されることになってしまうのです。

■**出資持分のない医療法人ならば、残余財産は相続人に帰属しない**

いっぽう、出資持分のない医療法人の場合はどうなるのでしょうか。

出資持分のない医療法人が解散する場合も、残余財産の分配は問

題となります。しかしながら出資持分のない医療法人の場合、残余財産の帰属先は国、地方公共団体、および医療法人等のなかから選定され、留保財産が多く存在したとしても、解散する際の残余財産は出資者に帰属しないのです。

　先生が亡くなられて医療法人が解散した場合であっても、相続人には残余財産が帰属しませんから、相続税は課税されないことになります。

　このように、後継者がいない場合、出資持分のある医療法人においては残された相続人の方々に予想外の税金がかかってくることになり、出資持分のない医療法人であればそれを回避できます。

　後継者がおられなくても、医療法人の持分移行を検討されるべきではないでしょうか。

### 51 ◆出資持分対策

# 持分が後継者以外に分散してしまっている場合は？

**A：事業承継の支障になりがち、早期に解決策を講じてください。**

後継者以外の人にとって出資持分は財産権でしかありません。事業承継の支障になることが多いですから、早期に解消もしくは解決のための対策を検討しましょう。

■後継者の安定経営の阻害要因になる

医療法人の出資持分は、「退社時の払戻請求権」と「解散時の残余財産分配請求権」の２つの財産権でしかなく、配当は当然できませんし、持分があるからといって議決権が増えるわけでもありません。

病医院の経営に関わらない人にとっては、この２つの権利を使って持分を現金化しない限り、本当の意味での財産とすることはできないのです。

他方、後継者にとっては、いつ払戻請求をされ、高額な現金を請求されるかわからないという安定経営の阻害要因となります。

■出資持分の放棄、買取り、一部払戻しを図る

後継者が確定している場合は、後継者以外の持分については次のことに努めましょう。

・医療法人の継続と安定について理解がある場合は、出資持分の放棄をしてもらう
・理解を得られない場合は、買取りや一部払戻しをする

相続対策で持分の評価を引き下げたときは、後継者以外がもつ持

分についても解決するチャンスです。この機会を逃さず、アクションを起こすようにしましょう。

第4章 出資持分対策

### 52 ◆ 出資持分対策
## 顧問会計事務所が事業承継や出資持分対策をしてくれないときは？

**A：事業承継対策のみ別の税理士に依頼してはいかがでしょう。**

　医師に専門分野があるように、税理士にも専門分野や得意分野があります。事業承継対策の部分のみ、別の税理士にお願いしてみてはどうでしょうか。

■後顧の憂いなきよう、得意な税理士を探す
　顧問会計事務所の税理士は、いわばかかりつけ医です。貴院の実情をよく把握されていても、事業承継対策や出資持分対策など特殊な業務は専門分野ではないかもしれません。
　かかりつけ医に特殊な外科手術を求めるようなことにならないよう、ここは次のように対応してみてはいかがでしょう。
1．日常的に事業承継のことも相談してみる
2．明確なアドバイスが得られない場合、会計事務所内に事業承継を得意とする人がほかにいないか聞いてみる
3．得意とする人がいないならば、顧問会計事務所にはかかりつけ医の立場で、患者の悩み（事業承継対策や出資持分対策）を解消してくれるであろう、ほかの税理士をいっしょに探してほしい旨を伝える

　事業承継対策は、このようにしてでもしっかりと行なうべき重要事項です。
　これまで健全な経営を続けてこられ、結果、気がつけば出資持分の評価が高くなっており莫大な相続税がかかることが判明し、途方にくれるというケースはよくあります。

後継者が、「相続税を支払うために仕事をしているようなものだ」と嘆かれたこともあります。
　顧問の会計事務所はそのリスクについて警鐘を鳴らし、対策のアドバイスをするのが理想であり、本来あるべき対応でしょうが、心もとない対応であれば、後顧の憂いがないようにしなければなりません。
　なお、専門の税理士を探すときのポイントは、次のとおりです。
・経験が豊富であること
・近年の税制改正が目まぐるしい分野であるため勤勉で新しい情報をもっていること
・医療業は一般の商業と異なるため、医療業界や医療法人制度について精通していること

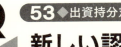

## 53 ◆ 出資持分対策
# 新しい認定医療法人の贈与税免除とは？

**A：期間限定ですが、非課税で持分問題を解消できる制度です。**

　平成29年10月1日から、「新しい認定医療法人」制度がスタートしています。

　この新しい認定医療法人になれば、出資持分にかかる個人の相続税・贈与税だけでなく、医療法人にかかるみなし贈与税も免除されます。つまり非課税で持分なし医療法人への移行が可能となるのです。

　もちろん要件はあります。移行後6年間はモニタリング期間となりますから、その間、要件を満たし続けなければなりません。

■持分なし医療法人への移行促進のために設けられた制度
1．制度創設の背景
　なぜこのような制度が創設されたのか、その背景を簡単にご説明しておきましょう。
　医療法人については、その非営利性の徹底と地域医療の安定性確保のために、平成18年の医療法改正において残余財産の帰属先を国または地方公共団体等に限定、出資者には分配できないこととされ、持分あり医療法人は新設できなくなりました。
　ただしこの改正は既存の医療法人には適用されず、新法適用への移行は自主的な取組みと位置づけられましたから、持分あり医療法人は当面、経過措置医療法人として存続することになりました。
　その後、平成26年の医療法改正においては、上記平成18年の医療法改正後も持分なし医療法人への移行が進んでいないことを踏ま

え、さらなる移行促進のため厚生労働大臣による移行計画の認定制度を創設、平成26年10月1日から3年以内に認定を受けた医療法人に対して各種支援が行なわれることになりました。この移行促進策を後押しするため、平成26年度税制改正においては、贈与税等の納税猶予制度等が創設されました。

・さらなる移行促進のため、贈与税に特例措置が

　このように持分なし医療法人への移行促進の取組みがなされてきたのですが、結果として移行はそれほど進んでいません。

　原因のひとつとして指摘されていたのが、移行するために出資者が出資持分を放棄した際の、医療法人に対する贈与税課税の問題でした。

　相続税等の納税猶予制度の適用を受けて持分なし医療法人に移行しようとしても、最終的には相続税法第66条第4項の「持分の定めのない法人に対する課税」規定によって、持分なし医療法人に対し贈与税が課税されるため、移行に二の足を踏んでしまいがちだったのです。

　国税庁が認める要件を満たせば非課税での移行も可能とはいえ、役員の数（理事6人、監事2人以上）や、役員のうち同族関係者が3分の1以下であること、といった要件をクリアできず、贈与税が課税されるケースがほとんどでした。

　こうした状況を踏まえ、持分なし医療法人への移行をさらに後押しするため、平成29年度税制改正においては、移行計画について厚生労働大臣の認定を受けた医療法人については、持分なし医療法人への移行後6年間、適正な運営が確保されることを要件に、医療法人に対する贈与税を非課税とする特例措置を設け、あわせて既存の贈与税等の納税猶予制度等の措置について適用期限が延長されたのです。

## 2．贈与税の非課税

贈与税非課税の特例措置について、もうすこし詳しくご説明します。

認定医療法人の持分を有する個人がその持分の全部または一部を放棄（その認定医療法人が持分なし医療法人に移行する場合の基因となる放棄に限られ、個人の遺言による放棄は除きます）したことにより、その認定医療法人が経済的利益を受けたとしても、その経済的利益について贈与税は課されない、ということです。

この特例は、認定医療法人が贈与税申告書にこの特例の適用を受けようとする旨を記載し、その認定医療法人が放棄によって得た経済的利益の明細、および以下の書類の添付がある場合に限って適用されます。

①持分放棄時における定款の写しなど、その認定医療法人が厚生労働大臣の認定を受けたことを証するもの
②認定移行計画の写し
③持分放棄直前における出資者名簿の写し
④持分放棄があったことを明らかにする書類

## 3．義務的修正申告

その認定医療法人が、持分なし医療法人へ移行をした日から起算して6年を経過する日までのあいだに認定が取り消された場合、その認定医療法人は個人とみなされ、その経済的利益について贈与税が課されます。

認定が取り消された日の翌日から2か月以内に、上記①の年分の贈与税についての修正申告書を提出し、かつ、納付すべき税額を納付しなければなりません。

なお、この場合の納付すべき贈与税額は、放棄をした者が異なるごとに、放棄をした者の各一人のみから経済的利益を受けたものとみなして算出した贈与税額の合計額とされています。

このように、平成29年度の税制改正により、3年間の時限的措置として、医療法人の持分についての相続税・贈与税の問題を完全に解決できる機会が訪れたわけです。
　ここまで緩和される制度は今後ないかもしれません。この機会に、持分なし医療法人への移行をぜひ検討してみてください。

第4章　出資持分対策

## 54 ◆出資持分対策
## 認定医療法人になるにはどうすればよい？

**A**：要件を満たしたうえで厚生労働省の認定を受けます。

　平成29年10月1日からスタートした認定医療法人になるには、一定の要件を満たしたうえで、申請により厚生労働省の認定を受け、定款に認定医療法人であることを記載することが必要です。

■認定の要件
　認定を受けるための要件は下記のとおりです。

1．社員総会における議決
　移行計画が、持分の定めのある医療法人の社員総会において議決されたものであること。

2．有効性および適切性
　移行計画の有効性と適切性に疑義がないこと。
　具体的には次のようなことがポイントになります。
・持分の定めのある医療法人の出資者、社員その他法人の関係者において十分な理解と検討のもとに移行計画が作成されている
・出資者等の持分の放棄等の見込みが確実と判断される
・認定を受けたのちの移行に向けた取組み予定について移行期限までに実行可能と判断される

3．移行期限
　移行計画に記載された移行期限が、認定の日から起算して3年を

超えないこと。

　変更認定の場合は、当初認定の日から起算して3年を超えないことが要件になります。

### 4．運営に関する要件
(1) その事業を行なうにあたり、社員、理事、監事、使用人、出資者その他の医療法人関係者に対し、特別の利益を与えないこと。

　「関係者」には、上記の者の配偶者や三親等以内の親族、内縁関係者、生計を一にしている者なども含まれます。

(2) 理事および監事に対する報酬等（報酬、賞与、その他職務遂行の対価として受ける財産上の利益および退職手当）が、民間事業者の役員の報酬等および従業員の給与、その医療法人の経理状況その他の事情を考慮して、不当に高額なものとならないような支給基準を定めていること。

　理事等に対する報酬等の支給の基準においては、理事等の勤務形態に応じた報酬等の区分およびその額の算定方法ならびに支給の方法と形態に関する事項を定めていること。

　理事等がその医療法人の使用人として給与、賞与等を受ける場合は、理事等の報酬等と使用人としての給与、賞与等とをあわせて評価することになります。

　特定医療法人のような、年3,600万円という基準金額は明示されていませんが、不当に高額すぎると判断された場合は認定を受けることができませんから、事前の基準づくりが重要になります。

(3) その事業を行なうにあたり、株式会社その他の営利事業を営む者、または特定の個人もしくは団体の利益を図る活動を行なう者に対し、寄附その他の特別の利益を与える行為を行わないものであること。

ただし公益法人等に対し、その公益法人等が行なう公益目的の事業のために寄附その他の特別の利益を与える行為を行なう場合はこの限りでない、とされています。

　医療機関で可能性の高い医学、医術、公衆衛生に関する事業のための寄附についても、公益法人等への寄付と同じく除外されています。

(4) 毎会計年度の末日における遊休財産額は、直近に終了した会計年度の損益計算書に計上する事業にかかる費用の額を超えてはならないこと。

　現預金も遊休財産額になりますが、設備投資に備えた減価償却引当特定預金や、将来の特定事業に備えた特定事業準備資金については、遊休財産額から控除することができます。

(5) 法令に違反する事実、帳簿書類に取引の全部もしくは一部を隠ぺい、または仮装して記録もしくは記載をしている事実、その他公益に反する事実がないこと。

　ここでいう「事実」は、直前会計年度と申請日の属する会計年度で判断することになります。

　また「法令違反」については、具体的には、医療に関する法律に基づく医療法人および理事長の罰金刑以上の刑事処分、改善勧告を受けたが是正されていない事項や、勧告に反する開設、増床、種別変更などが該当します。

(6) 社会保険診療にかかる収入金額、健康増進事業にかかる収入金額、予防接種にかかる収入金額、助産にかかる収入金額、および介護保険法の規定に基づく保険給付にかかる収入金額の合計額が、全収入金額の100分の80を超えること。

(7) 自費患者に対して請求する金額が、社会保険診療報酬と同一の

基準によって計算されること。

(8) 医療診療により収入する金額が、医師、看護師等の給与、医療の提供に要する費用（投薬費を含む）等患者のために直接必要な経費の額に100分の150を乗じて得た額の範囲内であること。

以上の要件をすべて満たす必要がありますが、一人医師医療法人であっても十分にクリアできる内容でしょう。

・要件についての留意点
　要件のなかで注意すべきは、「利益供与」です。自分たちにはそのつもりはなくても、該当するケースがありがちです。とくに理事や親族との取引、ＭＳ法人との取引が多い場合は、申請前に取引をよく見直すとともに、専門家のチェックを受けることをおすすめします。
　また、思わぬところで足元をすくわれかねないのが「帳簿書類の隠ぺい・仮装」です。これは税務調査で重加算税の対象となる項目です。税務調査で重加算税の対象となる指摘事項が発生した場合は、認定取消しの理由になり得ます。要注意です。隠ぺいや仮装との誤解を与えないよう、しっかりと取引内容を見直しておいてください。

■認定の効力
　認定はその医療法人が持分の定めのない医療法人になった日から6年を経過したときに効力を失うものとする。
　つまり6年を経過すれば認定医療法人ではなくなり、要件に縛られず従来の経営に戻すことができます。

■認定医療法人への支援および認定医療法人からの報告
　持分なし医療法人への移行が完了した日から6年を経過する日ま

での間、認定医療法人は移行後の運営の安定のために、必要な助言、指導、資金の融通の斡旋その他の援助を受けることができるとされています。

認定医療法人からは、その間の運営状況について、厚生労働大臣に報告しなければなりません。

■**認定医療法人の認定の取消し**

認定が取り消されるのは、以下のような場合です（取り消すのは厚生労働大臣）。

(1) 認定医療法人が移行計画に記載された移行期限までに持分の定めのない医療法人に移行しなかった場合。

(2) 実施状況報告等によって下記①〜⑧に該当すると認められる場合は、必要に応じて実地調査が行なわれ、改善等を指示されても改善の見込みがないと判断されたとき。

　①認定を受けた日から持分の定めのない医療法人への移行完了後6年を経過する日までの間に、運営に関する要件を満たさなくなったとき
　②認定を受けた日から起算して3か月以内に、移行計画の認定を受けた認定医療法人である旨を記載した定款への変更について都道府県知事の認可を受けなかったとき
　③認定医療法人が合併以外の理由により解散したとき
　④認定医療法人が合併により消滅したとき
　⑤認定医療法人が分割したとき
　⑥認定医療法人が不正の手段により移行計画の認定を受けたことが判明したとき
　⑦認定医療法人が移行計画の変更（移行計画の趣旨の変更をともなわない軽微な変更を除く）について厚生労働大臣の認定を受けなかったとき
　⑧認定医療法人が厚生労働大臣へ必要な報告を行なわないとき、

または虚偽の報告をしたとき

■認定医療法人の定款変更について

　すでに述べたとおり、認定を受けたら定款にその旨を記載しなければなりません。次のように定められています。

(1) 認定医療法人は、認定後速やかに、移行計画の認定を受けた認定医療法人である旨を記載した定款への変更の認可について、都道府県知事に申請しなければならない。

(2) 認定医療法人は、移行計画に記載された移行期限までに、残余財産の帰属すべき者に関する規定の定款の変更について、都道府県知事の認可を受け、持分の定めのない医療法人への移行を完了しなければならない。

　見てきたとおり、さまざまな要件や認定後の報告義務がありますが、けっして不可能な要件ではありません。専門家と相談しながらこの３年間限定のチャンスに、持分なし医療法人への移行を検討なさってください。

## 55 ◆ 出資持分対策
## 認定医療法人の要件にある「特別利益供与」とは？

**A**：理事の親族やMS法人との取引はとくに要注意です。

認定要件のひとつ、「法人関係者への特別利益供与の禁止」の特別利益供与は、前項でも触れたとおり、とくに注意を要する事項です。さらに説明を加えておきます。

具体的には次のようなことが該当します。

■**特別利益供与に該当する具体例**
1．医療法人の所有する財産を法人関係者に居住、担保その他の私事に利用させる。
(1) 理事等だけが利用する社宅あるいは理事長等への土地・建物等の貸付けがある場合です。

医療法人資産の目的外利用となり、これは認められません。社宅の場合は、社宅規定があり、職員と同様に取り扱われる福利厚生目的である場合を除き、特定の者に対する利益供与となります。

(2) 医療法人の土地や建物に、理事等の個人的借入金の抵当権等が付いている場合、事実上の利益供与となります。

たとえばある理事が関与する企業もしくはMS法人の借入れのために、医療法人の土地や建物に抵当権を設定したとします。

仮にこの会社が借入金を返さないとなれば、抵当権を設定した金融機関等は医療法人の土地や建物を差し押さえることになります。医療法人の土地や建物に他人や他社の抵当権を設定するということは、医療法人の財産を差し押さえてもよいと承諾しているのですか

ら、医療法人の安定的運営からもけっして認められないことなのです。

2．医療法人の余裕金を法人関係者の行なう事業に運用している。

3．医療法人の他の従業員に比べて有利な条件で法人関係者に金銭の貸付けをする。
　理事等に対し個人的な資金の貸付け、いわゆる貸付金がある場合です。
　医療法人の資金は、医療法人の目的に対して支払われるべきで、余剰資金を理事等に貸し付けることは明らかな利益供与となります。貸付けそのものが禁止されています。

4．医療法人所有の財産を法人関係者に無償または著しく低い価額で譲渡する。
　医療法人が所有する資産を、理事等に無償または著しく低い価格で譲り渡すのも、理事等に対する利益供与であり、利益配当を禁止する規定に抵触します。

5．法人関係者から金銭その他の財産を過大な利息や賃貸料で借り受ける。
　理事等が主宰する関連会社から資金を借り入れ、通常金利よりも高い金利を支払っているようなケースです。
　このケースでの問題点は、通常よりも高い金利を払うことで経済的な利益を与えるとともに、実質的な利益配当になることです。認められません。

6．法人関係者が所有する財産を過大な対価で譲り受ける、または法人関係者から医療法人の事業に供すると認められない財産を取得

する。
　理事等から過大な価格で資産を譲り受ける、あるいは医療法人の事業に使用しない資産を理事等から譲り受けるのもNGです。

7．法人関係者に対し医療法人の役員等の地位にあることのみに基づいて給与等を支払う、または医療法人の他の従業員に比べて過大な給与等を支払う。
　理事等に対して、職務対価としてではなく、理事であることのみをもって報酬を支払うことは認められません。

8．法人関係者の債務に関して、保証・弁済・免除または引受けをする。
　これも1－(2)と同じ理由で利益供与となります。

9．入札等公正な方法によらずに、法人関係者が行なう物品の販売・工事請負・役務提供・物品の賃貸などの契約の相手方になる（契約金額が少額なものを除く）。
　入札などの公正な手続きを経ずに、不当に高額な取引をしているような場合は、実質的な利益配当とみなされます。MS法人などの関連法人との取引で見られがちな例です。

10．事業遂行により供与する利益を、不公正な方法で法人関係者に与える。

　利益供与に該当するケースは、じつにさまざまです。自己判断で行なわず、専門家と相談して行なわれるようおすすめします。
　理事の親族やMS法人と取引がある場合は、解消できる取引は極力解消し、賃料等については賃料鑑定等を行ない、適正賃料に改定すべきでしょう。
　なお、利益供与については申請時点の状況で判断されることにな

りますが、直前決算の数字をもとに申請書を記載しますから、直前決算において利益供与を解消しておくことが申請をスムーズにすすめるポイントになろうかと思います。

　また、関係者に対する資産の譲渡や譲受けについては、直近以前3会計年度の取引を報告することになりますから、留意ください。

# 第5章

## 第三者承継(M&A)による相続対策

第三者承継の検討も必要です。
専門家を活用しましょう。

## 56 ◆ 第三者承継による相続対策
# 第三者承継（M&A）とは？

**A：医療機関を親族ではなく、第三者に承継することです。**

### ■子息だけを後継者に考えなくてもよい

医療機関を親族ではなく第三者に承継するのがM&Aによる事業承継です。

ひと昔前までは、医療機関（とくに診療所）の承継といえば、子息に継がせるのが一般的でした。けれど昨今は、M&Aによる第三者への承継が増えてきています。

医療機関の承継には、建物や医療機器といったハード面だけでなく、診療科目や前院長の診療方針、患者、スタッフなどさまざまな引継ぎが必要になりますから、子息が引き継ぐ場合、子息にとっては相当なストレスになるケースも見受けられます。

たとえば病院で高度な医療や基礎医学の研究を続けていきたかったのに、親の医院を引き継ぐために、泣く泣くその夢をあきらめたというご子息もおられました。

そのような場合の対応策として、M&Aという選択肢は大きな助け舟になるでしょう。

### ■医院にふさわしいドクターに承継できるものの、時間がかかることも

しかもM&Aであれば、親族承継のように引継ぎ手が限定されませんから、自分の医院にふさわしい優秀なドクターを、時間をかけて探すことができます。

引き継ぐ側にとっても、すでに患者がついている医院を引き継ぐ

ことができるのですから、引継ぎ当初から収入の見込みが立ち、開業リスクを減らすことができるというメリットがあります。

　ただし、気をつけておかなければならないことがあります。それは、「時間がかかる」ことです。

　あまりおおっぴらにすると患者様に不安や誤解を与えることになりかねませんから、会計事務所など信頼できる仲介者を通じて、水面下で探すことになります。そのため、これはという引継ぎ手が見つかるまでに、1年以上かかることも少なくありません。

■医療機関の形態によって異なるM&Aの方法
　医療機関のM&Aにはいくつかの方法がありますが、個人事業の場合と医療法人の場合とで、とれる方法や課税が異なりますので整理しておきます。

1．事業譲渡（個人事業、医療法人とも可能）
・財産の全部または重要な一部を売買する方法です。
・承継する資産を限定することができる半面、個別の契約等を引き継ぐことはできず、再契約が必要になります。

2．社員の退社・入社（医療法人のみ可能）
・売り手の社員が退社し、買い手の社員が入社する方法です。
・出資持分ありの医療法人の場合は、退社社員に持分を払い戻し、入社社員が出資します（払戻しを受けた社員には配当所得課税があります）。
・売り手の理事は、役員退職金を受け取って退任します（退任理事には退職所得課税があります）。

3．出資持分譲渡（出資持分ありの医療法人に限り可能）
・売り手の社員が、買い手の社員に出資持分を譲渡する方法です

（売り手社員には譲渡所得課税があります）。
・売り手の社員は退社し、買い手の社員が入社します。
・売り手の理事は、役員退職金を受け取って退任します（退任理事には退職所得課税があります）。

4．合併（医療法人のみ可能）
・2つ以上の医療法人が結合して1つの法人に移行するものです。
・合併を実行するには、都道府県知事の認可が必要になります。

■M＆Aの手順
　医療機関がM＆Aを行なう場合の留意事項として、「時間がかかる」ことを指摘しましたが、具体的に、どのようなことに、どれくらいの時間を要するものなのか、その手順を理解しておきましょう。目安として、以下のような流れになります。

1．M＆A形態の決定、承継する資産・負債の選定

 約1か月〜3か月

2．譲渡金額および税引き後の手取金額のおおまかな試算

 約1か月

3．M＆A価格および条件の交渉

4．基本合意

5．社員総会での社員交代

約3か月～6か月

6．理事会での理事長交代

7．各関係者への連絡

8．所轄官庁への各種届出

　こういった流れを踏まえたうえで計画し実行していくのが、M＆Aによる承継を円滑に運ぶポイントになるものと思われます。

## Q57 ◆ 第三者承継による相続対策
# 第三者承継のメリットは？

**A：親族以外が承継することによる効果はじつに多様です。**

親族や従業員ではない、第三者への承継には、よいこともあればそうでないこともあります。承継される側（売り手）・する側（買い手）にとっての、メリット・デメリットをしっかりと把握しておくことが重要です。主なメリット・デメリットを、以下に整理してみました。ひとつずつ、よく確認しておきましょう。

■売り手（承継される側）のメリット・デメリット
・メリット
1．まとまった資金が手に入る
2．売却後は時間のゆとりが手に入る
3．医療法人に借入金がある場合は個人保証がはずれる
4．スタッフを引き継いでもらえる
5．院長に万が一の事態が生じた場合でも、医院をどうするかの問題で家族が困らない
6．広く優秀な後継者を外部に求めることができる
7．地域医療の継続ができる

・デメリット
1．希望の条件を満たす買い手を見つけるのが困難
2．商談中かなりのストレスにさらされる
3．買い手が見つかるまで長い時間がかかる
4．業績を落とさないよう（むしろ右肩上がりになるよう）にがん

ばらなければならない
5．医院を売るといううわさが関係者に流れることにより影響が生じかねない
6．医院の経営理念や診療方針を維持することがむずかしくなる
7．確実に譲渡できると保証されるものではない

　メリットにばかり目を向けず、デメリットの内容もよく把握しておく必要があります。
　また、事業譲渡が成立しなければ、メリットが反対に作用する可能性もありますから、注意が必要です。

■買い手（承継する側）のメリット・デメリット
・メリット
1．顧客基盤があるので医業経営が早く軌道に乗りやすい
2．繰越欠損金の引継ぎが可能
3．新規開業に比べて医療機器や内装工事のコストが抑えられる
4．すでに地域に周知されている場合が多いので広告宣伝費が比較的安く抑えられる
5．承継するクリニックやその患者、周辺地域について知識のあるスタッフを引き継ぐことができる

・デメリット
1．希望の条件を満たす売り手を見つけるのが困難
2．商談中かなりのストレスにさらされる
3．売り手が見つかるまで長い時間がかかる
4．医院を買うといううわさが関係者に流れることにより影響が生じかねない
5．既存の医院の経営理念や診療方針を変えることがむずかしくなる

6．医療スタッフの入れ替えが容易ではなく、人間関係に軋轢が生じることもある
7．医療法人名義の借入金の連帯保証人になる必要性が出てくる
8．前理事長が経営や診療行為に口を出すこともある

　買い手側としては、売り手が見つかれば非常に大きなメリットが期待できます。ただし事業譲渡が成立するまでには、相手を見つけることにはじまり、条件交渉など、かなり時間がかかることも多いですから、じっくりと慎重に事を進めていく覚悟が必要です。

**■専門家に相談し総合的に理解しておく**
　第三者承継を禍根の生じないように行なうには、総合的に——全体の仕組みを体系的に——理解しておくことが重要です。事前に押さえておくべきことから、どういった影響が生じるのかといったことまでを、しっかりと把握しておきましょう。
　まずは知人や医師会、仲介業者、あるいは税理士などの専門家に相談してみてはいかがでしょうか。

## Q 58 ◆第三者承継による相続対策
## 第三者承継については、誰にどのようなことを相談すればよい？

**A：是非を正しく判断できる専門家に相談しましょう。**

　「第三者承継」といっても、ほとんどの方は経験がないでしょうから、誰にどんなことを相談すればいいのか見当がつかない、と悩まれるかもしれません。

　専門家に相談されることをおすすめしますが、では、どのような専門家に、どういった内容について相談すればよいのか、それくらいは理解しておいたほうがいいでしょう。そうしないと人選を誤り、結果として失敗しかねません。

### ■意向を理解してくれ、是非を正しく判断できる専門家とは

　まずは、どんな専門家に相談するのがよいか、です。

　医業専門の仲介業者もよいのですが、最も望ましいのは、院長先生の立場に立って意向を理解し、案件の善し悪しを正しく判断できる専門家です。

　仲介業者は売買が成立しなければ収益が得られないため、どうしても案件を成立させることに力点をおきがちです。売買当事者に多少の不利があっても強引に成立にもっていってしまうこともあります。それを防ぐのが専門家の存在です。

　事業承継ではさまざまな分野の専門家が必要ですから、広い分野にわたって人脈のある専門家をメインに据えるのが得策です。そうすれば先生の負担は大きく軽減され、また成功の確率も大きく高まることになります。

以下に専門家とそれぞれの専門領域と主な相談事項をまとめておきます。参考にしてください。

**■専門家の専門領域と相談事項**

| 専門家 | 専門領域 | 相談内容 |
|---|---|---|
| 仲介業者 | 業界の動向、市場価格などの情報 | 全般 |
| 金融機関 | 情報の提供および買い手側への売買代金の融資 | 買収代金の融資づけ |
| 税理士 | 財務情報の真偽、現収益費用の確認 | とくに財務面、税金面 |
| 社会保険労務士 | 人事体系、賃金体系、就業規則等の精査 | 人事の異動や手続き |
| 不動産鑑定士 | 土地・建物の適正価値査定 | 不動産の評価 |
| 建築士 | 建物の安全性、適法性確認 | 建物の評価 |

**■相談すべき主な内容とは**

　次に、売り手や買い手が相談すべき主な内容をまとめておきます。

・売り手
1．相手探し（どんな相手に引き継いでほしいか）
2．売却価格（いくらで売れるか）
3．スケジュール（期間はどれぐらいかかるか）
4．タイミング（いつ売るか）
5．法務・税務面（法律面で注意すべきことや税金がいくらかかるか）
6．手続方法（役所への届出や患者様への案内はどうするか）
7．手続費用（何にいくらかかるか）

・買い手
1．売却希望医院探し（どんな承継案件があるか）
2．買収価格（買収価格の評価は適正か）
3．デューデリジェンス（財務、法務、事業、人事労務に関する調査・評価）

4．スケジュール（期間はどれぐらいかかるか）
5．タイミング（いつ買うか）
6．法務・税務面（法律面で注意すべきことや税金がいくらかかるか）
7．手続方法（役所への届出はどうするか）
8．手続費用（何にいくらかかるか）
9．買収資金の確保（外部借入れについて）
10．追加改修工事の有無の確認（修繕や追加すべきものがあるか）

　さまざまな専門家がいますし、相談すべきことも多いものです。ますます迷われるかもしれません。
　そのような場合は、いささか手前味噌のようになりますが、院内の内部事情に精通していて財務面や税金面からのアドバイスができる、懇意にしている税理士や会計事務所に相談されるのがよいかと思います。

## Q59 ◆第三者承継による相続対策
## 病医院はいくらくらいで売れる？

**A：譲渡価格を算定する方法がありますから、試算してみましょう。**

譲渡価格は、基本的には売りたい側と買いたい側との合意によって決まります。譲渡は需要と供給のバランスによって成立するわけですから、いくらで売れるかは一概には申せませんが、目安となる譲渡価格はいくつかの方法によって算定できます。

譲渡価格の算定方法としては、一般的に次の方法が用いられます。

■譲渡価格の算定方法
1．時価純資産価額法

　医院の資産および負債を時価で評価した場合の純資産（＝資産－負債）の金額によって評価する方法です。

　現時点での財産の適正な評価とはいえますが、収益力は加味されていないことになります。

2．時価純資産価額＋のれん代（営業権）による方法

　1の時価純資産価額に、期待収益を超える超過収益力をのれん代（営業権）として加算する方法です。

　のれん代は、一般的には超過利益（期待利益－正常利益）の3～5年分を割引現在価値に評価したものが利用されます。

　医院の譲渡価格の算定方法としては、最も妥当な方法と思われます。

3．収益還元法

事業計画に基づいて将来の利益を予測し、予測利益を資本還元率で還元して評価する方法です。

将来の予測利益に基づくため、事業計画の信頼性や妥当性が問われることになります。

## 4．DCF法

DCFとはDiscounted Cash Flowのことで、将来予測されるキャッシュフローを現在価値に割り引いて評価する方法です。

収益還元法と同じく、将来予測の信頼性や妥当性が問われることになります。

なお、一般法人で使用される類似会社に比準する方法は、医院については類似会社の選定が困難であるため、医院のM＆Aにおいては、通常、使用されません。

なお、ここでいう類似会社比準法は、出資持分の相続税評価に際して使用する類似業種比準価額とは、考え方は似ていますが、似て非なるものです。

自院のおおまかな価格を知るには、決算書の貸借対照表の、純資産の部の合計金額（含み益がある場合はそれをプラスした金額）に、（経常利益＋理事報酬のうち通常よりも高額な金額）×3～5年分を加算した金額が参考になります。

■資産・負債の時価の考え方

資産および負債をどのように扱えばよいのかについても触れておきましょう。

・資産

1．不動産

(1) 土地

決算書にある土地の金額は購入時の金額ですから、時価に修正す

る必要があります。

不動産業者に確認すれば最近の取引価額はわかりますが、取引事例の少ない地域では困難な場合があります。その場合は、固定資産税の納付書に記載の固定資産税評価額を70％で割り戻した金額や、その土地の面積に路線価（国税庁がホームページで公表）を掛けた金額を80％で割り戻した金額などで代用します。

(2) 建物

築年数が長く経過している場合は、建て替えも必要になってくるため、取り壊し費用を考えればマイナスになってしまうケースもあります。継続使用が可能な場合は、標準再建築価額を算出し、そのうえで経過年数に応じた減価償却費を算出してこれを控除し、現在価値を算出する方法もあります。

## 2．医療機器・備品

機器そのものの内容、製造時期から経過期間や利用状況、過去の修理状況などによって時価を算定することになります。医療機器専門の中古販売業者に価額を見積もってもらうのもひとつの方法です。

## 3．債権（未収入金など）

回収不能なものなど、不良債権については評価を削ります。

## ・負債

### 1．債務（卸からの買掛金、未払金など）、銀行借入金

債務はすべて清算したうえで譲渡するケースが多いのですが、債務を不動産や医療機器などの資産の譲渡代金と相殺して譲渡することもあります。この場合には新院長が返済していくことになります。ただ、引き継いだ後に引継債務の明細になかった債務が出てくるといった困った事態もありえますから、債務を引き受ける場合は明細書をしっかりと確認する必要があります。

銀行借入金の残債がある場合は、通常、前院長に弁済してもらうケースが多いです。基本的には前院長の借入金を引き継ぐことはありません。

２．退職金

　退職金規程があり、退職金の要支給額が発生している場合は、現時点での退職金の要支給額を負債として計上します。

　持分の定めのある医療法人の場合は、相続税評価に基づいた持分の価額をM＆Aの参考価額の基準としているケースをよく見かけます。とくに税理士に依頼した場合は、普段評価をしなれている相続税評価によって参考価額を出すことが多いかもしれません。

　しかし相続税評価はあくまでも相続や贈与をする際の評価として定められているものであって、時価とは異なるものです。

　第三者とのM＆Aの際は、相続税評価だけで交渉を進めるのではなく、時価純資産価額＋のれん代（営業権）などに基づいて算出した、合理的な価額を考慮して進めることをおすすめします。

## 60 ◆第三者承継による相続対策
## 個人と法人、譲渡はどちらでするほうがよい？

**A：医療法人のほうが、税務面・手続き面でメリットが大きくなります。**

　個人事業としてクリニックを運営し第三者に承継するのがいいのか、それとも法人成りをして医療法人として譲渡するのがいいのか……第三者承継をお考えの先生の多くが疑問に思っておられることでしょう。

　以下に、個人事業と医療法人それぞれの譲渡におけるメリット・デメリットをまとめておきます。これを参考にしてください。

### ■個人事業の場合

#### 1．税務面

　クリニックの土地や建物の譲渡については、売却価額が譲渡時の未償却残高を上回った場合、その譲渡益について先生個人に譲渡所得が課税されます。

　譲渡所得はほかの所得とは合算されない分離課税であり、税率は一律所得税率15.315％、住民税率5％の合計20.315％（所有期間が5年超のものに限ります）となります。ですから、総合課税される所得税の税率と住民税率の合計が20.315％より高くなる先生は、譲渡所得のほうが有利になります。

　医療機器や棚卸資産の譲渡については、総合課税されるので所得税率と住民税率をあわせて約55％の税率がかかります。

#### 2．手続き面

　医療機器などのリース契約や雇用契約など、さまざまな契約の契

約者が先生個人となっていますから、引き継ぐ際はそれらの契約者を後継者に変更する必要があり、手続きが煩雑になります。

**■出資持分ありの医療法人の場合**
１．税務面
　出資持分を譲渡した場合、出資持分の譲渡金額と取得費の差額に譲渡所得が課税されますから、個人事業の場合と同様に、高額所得者にとっては低い税率となるため有利になります。
　医療法人から退職金の支給を受けると、退職所得として課税されます。退職所得は老後の生活資金としての意味合いが強いため税務上優遇されており、医療法人として譲渡する際のメリットであるといえます。

２．手続き面
　承継してもクリニックに関するさまざまな契約の契約者は医療法人であり契約者は変わりませんから、契約書の変更も不要で、スムーズな引継ぎが可能です。

**■持分なし医療法人の場合**
　持分なし医療法人の場合は、承継の際に受け取る対価は退職金のみとなります。
　そのため、承継時期を見据えて早めに対策を講じ、承継時に退職金でクリニックの資産を取りきることができるように準備しておくことが重要になります。

　このようなメリット・デメリットをよく理解し、必要な対策を講じておくことが肝要です。

**61** ◆第三者承継による相続対策

## 第三者承継に、出資持分の有無による違いはあるのか？

**A：**「持分なし」の場合、持分の譲渡ができないため退職金等で対応します。

　大きな違いを申せば、次のようになります。

　「出資持分あり」の医療法人の場合は、「社員の入退社、理事の交代、出資持分の譲渡」によって承継が行なわれます。よって「出資持分あり」の医療法人の承継は、「出資持分の譲渡」によって行なわれるケースがほとんどです。

　これに対して「出資持分なし」の医療法人の場合は、「社員の入退社、理事の交代」は持分ありの場合と同様ですが、出資持分の払戻しという概念がないため、出資持分について対価の支払いを行なうことができません。よって「出資持分なし」の医療法人の承継においては、前理事長に対し、出資持分の譲渡の代わりに役員退職金を支払い、それを対価とするといった対応策を講じることになります。

　もう少し詳しくご説明しましょう。

■「出資持分あり」の医療法人の承継

　あらためて述べておきますと、出資持分とは、①社員の退社にともなう出資持分の払戻しを請求できる権利と、②医療法人の解散にともなう残余財産の分配を請求できる権利のことで、出資持分あり医療法人の所有者は出資者です。

　出資者はその出資割合に応じて医療法人の持分を所有しています。出資者のことを社員といい、医療法人の最高意思決定機関である社員総会での議決権を、社員一人が一つずつ所有しています。

　留意しておきたいのは、議決権は出資持分の割合で決まるのでは

ない、ということです。いくら多額の出資持分を所有していても、複数の社員がいる場合は、社員総会で退社、入社の決議を行ないます。株式会社でいう取締役会の役割をするのが理事会であり、社長の役割を担うのが理事長ということになります。

　ですから、理事を交代するには都道府県知事に役員変更届を提出する必要があります。理事長の交代は理事会において決議し、所轄の法務局に登記する必要があります。出資持分ありの医療法人においては、こうした手続きを要します。

### ■「出資持分なし」の医療法人の承継

　出資持分なし医療法人の場合は、出資持分がないため直接的な対価の支払いはできず、前理事長に対して役員退職金を支払い、それを対価とするケースが多いのが現状です。

　役員退職金の額は理事に就いていた期間をもとに決定することが多く、在任期間が長い場合は大きな金額になることがあります。ただし、退職金はあくまでも過去の業績に対して役員退職金規程に基づき支給するものですから、出資持分の譲渡ができないからと譲渡代金に相当する金額を役員退職金に上乗せして支給すると、過大な部分は税法上否認され、医療法人の損金にならないといった問題が生じます。

　役員退職金の支給だけでは譲渡代金として少ないという場合は、前理事長に医療法人に残ってもらい、給与を支払うという方法も考えられます。非常勤理事や勤務医として残ってもらい、役員給与の支払いを一定期間継続するのです。

　勤務実態がないにもかかわらず支給すれば、医療法人の損金にならないといった問題が生じますから、承継後の一定期間、非常勤理事に就任してもらい理事給与として支払う、勤務医として実際に診療行為を行なってもらいその対価として給与を支払う、というようにしてください。

## 62 ◆第三者承継による相続対策
## 出資持分の「払戻し」と「譲渡」はどちらが有利?

**A**: 院長が負担する税金と後継者の資金的余裕を勘案して選択しましょう。

　平成19年3月31日以前に設立された社団医療法人であって、定款に出資持分の定めを設けている医療法人のことを「出資持分のある医療法人」と呼びます。出資持分のある医療法人は、その出資持分を払い戻すか譲渡するかによって支払う税金が大きく異なります。また、払戻しと譲渡では資金の負担者が異なりますので、その点にも注意が必要です。

■出資持分の「払戻し」と「譲渡」とは
　出資持分とは、すでにご説明したとおり、社団医療法人に出資した者が、その医療法人の資産に対し出資額に応じて有する財産権のことです。医療法人の理事が全員、出資持分をもっているというものではありません。
　出資持分のある医療法人を後継者に承継させる場合には、社員である院長は出資持分の払戻しと譲渡の、いずれかの方法で後継者に承継させます。

１．出資持分の払戻し
　医療法人の社員は「除名、死亡、退社」の際には社員の資格を失い、医療法人から出資持分に応じて払戻しを受けることができます。
　後継者は新たに医療法人に出資し、社員となることで医療法人の経営権を得ることになります。

2．出資持分の譲渡

　出資持分は株式や投資信託などの有価証券と同様に譲渡することができます。

　院長が後継者に出資持分を譲渡することで後継者は社員としての地位を得て、医療法人の経営権を得ることになります。

■「払戻し」と「譲渡」のメリット・デメリット
1．出資持分の払戻し
・メリット

　出資持分の払戻しを行なうのは医療法人になります。そのため後継者に資金的余裕がない場合でも医療法人を承継することが可能となります。

・デメリット

　出資持分の払戻しは税制上「みなし配当」と呼ばれ、通常の役員報酬などのように所得に応じて所得税率が変わってきます。そのため過去に多額の利益を計上し出資持分の時価が高くなっており、当初の出資額との差額部分が多ければ、最高で55％（所得税率45％、住民税10％）が課せられることとなり、多額の税金の支払いが発生することがあります。

2．出資持分の譲渡
・メリット

　出資持分の譲渡は税制上「譲渡所得」と呼ばれる区分に該当します。こちらに該当すると所得税率が出資持分の払戻しの場合とは異なり、譲渡益に対して20.315％（所得税15.315％、住民税5％）を乗じた税金を支払うこととなります。

　出資持分の時価が高くなっている場合は最高で55％の税率になる払戻しの場合と比べると税率が低く、有利になります。

・デメリット

出資持分の譲渡は、院長と後継者との取引となります。そのため出資持分の譲渡金額を後継者が準備する必要があります。
　出資持分の評価が大きくなる場合には、そのぶん後継者の負担も大きくなりますから、なかなか後継者が見つからないという事態が起こります。

|  | 出資持分の払戻し | 出資持分の譲渡 |
| --- | --- | --- |
| メリット | 医療法人の資金を使える | 出資持分にかかる税金が20.315％と固定 |
| デメリット | 累進税率が適用されるため、最高で55％（所得税45％、住民税10％）が課せられる | 後継者に資金的な負担が生じる |

■どちらが有利かは、まず「後継者の資金的余裕」を検討
　出資持分の払戻しと譲渡のどちらが有利かは、一概にはいえませんが、上記のそれぞれのメリット・デメリットからおわかりのとおり、次の2点に絞って考えればいいでしょう。
　①後継者の資金的余裕
　②院長が支払うことになる税金

　医療法人の承継にあたっては、後継者にいかにスムーズに引き継ぐかが最優先されるべきですから、まずは後継者の資金的余裕について考えましょう。
　院長が支払う税金については、税理士などに医療法人の出資持分の評価を依頼し、それを引き下げていく対策をとることによって軽減できますから、早めの対策をおすすめします。

## 63 ◆ 第三者承継による相続対策
# 第三者承継（M＆A）の場合、課税関係はどうなる？

**A：譲渡する側が個人か法人かによって異なります。**

第三者承継（M＆A）の場合の課税関係は、譲渡する側が個人経営か医療法人かによって異なります。それぞれのケース別に見ておきましょう。

■個人診療所の場合

個人で診療所などを営んでいる場合の課税の扱いは、次のようになります。

1．不動産の譲渡

土地・建物を含む診療所そのものを譲渡することになりますから、診療所の土地・建物を個人で所有している場合は、その譲渡所得に対して課税（分離課税）されます。

具体的な計算方法は以下のとおりです。

まず譲渡所得はつぎのように計算します。
譲渡所得＝譲渡金額－〈取得費（建物の場合には減価償却後）＋譲渡費用〉

この譲渡所得に対する課税は、所有期間が短期か長期かによって異なります。

・**短期譲渡所得**（譲渡した年の1月1日現在の所有期間が5年以内の場合）

譲渡所得に対して一律39％（所得税30％と住民税9％）
・**長期譲渡所得**（譲渡した年の1月1日現在の所有期間が5年超の場合）
　譲渡所得に対して一律20％（所得税15％と住民税5％）

　なお、平成25年分から平成49年分までの各年の基準所得税額に対しては、2.1％の税率を乗じた復興特別所得税が加算されます。
　また、この譲渡所得がマイナスになったとしても、不動産の譲渡所得はほかの所得と分離して計算するものですから、事業所得・不動産所得・総合課税の譲渡所得、雑所得等のプラスと相殺することはできません。
　ただし、ほかに所有している賃貸不動産や遊休地などで利益がでるものを、その病院・診療所を譲渡する年と同時に売却すれば、マイナスをプラスと相殺できます。

2．医療機器・備品等の譲渡
　医療機器や備品等を譲渡した場合も、その譲渡所得について課税（総合課税）されることになります。
　この譲渡所得にも短期と長期とがあり、それぞれ以下のように計算します。

・**短期譲渡所得**（譲渡した年の1月1日現在の所有期間が5年以内の場合）
　〈譲渡金額－（取得価額－減価償却費＋譲渡費用）－50万円〉
・**長期譲渡所得**（譲渡した年の1月1日現在の所有期間が5年超の場合）
　〈譲渡金額－（取得価額－減価償却費＋譲渡費用）－50万円〉×1/2

　通常は取得価額から減価償却費を差し引いた帳簿価額で譲渡する

ことになりますから、結果的に所得はゼロになることが多いです。

## 3．建物を賃借していた場合の保証金・敷金の譲渡

診療所の建物を賃借していた場合は、賃貸人である家主の承諾を得たうえで、承継人に建物賃貸借契約そのものを引き継ぎ、その際、保証金・敷金の返還請求権も同時に引き継ぐことになります。一般的には譲渡代金に含まれることが多いため、この場合には債権をそのままの金額で譲渡したことになります。よって、譲渡所得は生じないことになり、課税もされません。

## 4．営業権の譲渡

営業権の譲渡については2つの考え方があります。

### (1) 超過収益力を認める考え方

既存のクリニックには、患者さんがある程度ついていることが想定されますから、新規開業よりも有利に経営できると考えられます。これを超過収益力として双方が認めれば、「営業権」として譲渡することが可能です。この場合、譲渡所得（総合課税）となります。

この場合、5年超の長期譲渡所得であれば、50万円を控除後、その2分の1に課税されます。

### (2) 一身専属的な業務・地位とする考え方

医療行為は医師個人の高度な専門的知識と能力によって営まれる一身専属的な業務であり、かかりつけの医師としての地位もまた患者さんとの診療契約による一身専属的な地位であって、その地位は医師の死亡や廃業により消滅し、ほかの医師がこれを引き継ぐことはできない性質のものである、とする考え方です。

弁護士や税理士など一身専属的な業務の譲渡による対価は、雑所得であると考えられています（国税庁「税務および経理に関する業務」の譲渡に伴う所得の種類の判定について　昭42.7.27直審（所）

47)。この場合は、そのままの所得について総合課税されます。

(1)と(2)の差は大きくなりますが、過去の裁判事例などではすべて(2)の雑所得として課税されています。

## 5．消費税について

　消費税は、事業をしている人が資産の譲渡、貸付け、または役務の提供をするときに賦課される税で、最終的には消費者が負担する間接税です。

　課税事業者になるのは、その年の基準期間(2年前)の課税売上高が1,000万円を超える人か、その年の前年1月1日から6月30日までの課税売上高および給与支払総額が1,000万円を超える人です。

　病院や診療所の場合、社会保険医療や一定の社会福祉事業などの政策上、課税することが適当でない行為は非課税とされていますが、インフルエンザの予防接種や健康診断、意見書の作成、自由診療報酬や備品の販売については消費税の課税対象となります。

　診療所の譲渡について申せば、譲渡による収入金額が1,000万円超になれば消費税の課税対象になります。詳細は次のとおりです。

・土地・建物の譲渡代金について
　土地の譲渡代金については非課税とされていますので、課税判定に関係ありません。建物の譲渡代金については課税対象となります。
・医療機器等の譲渡代金について
　消費税の課税対象となります。
・建物の保証金・敷金について
　譲渡代金のなかに病院・診療所の建物の賃貸借契約の継続にともなう保証金・敷金などの返還請求権が含まれている場合は、単なる債権の引継ぎですから消費税の課税対象外となります。
・営業権について

超過収益部分として譲渡された代金については、消費税の課税対象となります。

なお、譲渡した年の翌々年に消費税の納税義務が生じることになっても、その時点ではすでに廃業していますから、不動産賃貸や医療機器リースなどによる収入がない限りは、消費税納付の問題は生じません。

**■医療法人の場合**
　医療法人の場合は、出資持分の定めの有無によって扱いが異なってきます。
１．出資持分の定めのある医療法人
　出資持分の扱い方によって、次のようになります。
（1）社員としての出資持分払戻請求権の譲渡とした場合
　この場合は、株式等の譲渡所得として課税されます。
　譲渡所得は、出資持分の売却価格－（取得費＋売却したときの費用）となります。
　この譲渡所得に対して、一律20％（所得税15％と住民税5％）が課税されます。
　なお、平成25年分から平成49年分までの各年分の基準所得税額に対しては、2.1％の税率を乗じた復興特別所得税が加算されます。

（2）社員としての出資持分の払戻しとした場合
　出資社員が退社した場合、出資持分の払戻しを受けることになります。その払戻金額は設立当初に出資した金額がそのまま戻ってくるわけではなく、退社時点での医療法人全体の出資持分を時価評価したうえで払い戻されます。
　たとえば法人設立時に100万円を出資したとします。法人が利益を出し続け、内部留保が大きくなっていれば当然に出資持分の時

価評価は高くなります。仮に時価評価の額が1,000万円であるとすると、100万円との差額900万円については剰余金の分配に該当し、これは配当所得（総合課税）となります。

なお出資持分について退職社員に配当所得を支払う医療法人には、支払金額の20％の源泉徴収義務が発生します。

## 2．出資持分の定めのない医療法人

出資持分の定めのない医療法人には出資持分がありませんから、「出資持分の譲渡」という概念そのものがありません。

出資持分の定めのない医療法人には、特定医療法人、社会医療法人、平成19年4月から5年間存続する特別医療法人、基金拠出型医療法人、そして一般の出資持分の定めのない医療法人があります。これらはすべて出資持分の譲渡という概念がなく、実務的には理事長の退職金として支給します。

その方法としては、次のようなものがあります。

### (1) 理事長の交代

出資持分の譲渡という概念がない以上、出資持分の対価を受け取ることはできませんから、理事長および理事を、譲渡する側から譲り受ける側に変更します。

### (2) 役員退職金として受け取る

理事長が医療法人から退職金の支給を受けた場合、当然ですが所得税および住民税が課税されます。

ただし退職所得は、下記のとおり、一定の所得控除がされ、さらに2分の1にした額となるうえ、ほかの所得と合算されず分離して課税されます。理事長にとっては非常に有利な受取方法となります。

**所得金額 ＝（収入金額－退職所得控除額）×1/2**

退職所得控除額（勤続年数の1年未満の端数は、1年とします）は、次のようになります。

- 勤続年数20年以下……40万円×勤続年数
- 勤続年数20年超………800万円＋（勤続年数－20年）×70万円

　なお、平成25年分の退職所得から、勤続年数5年以下の役員等に対する退職手当等については、2分の1とする取扱いが適用されません。ご注意ください。

　第三者承継を行なう場合、譲渡する側が個人か法人か、さらに法人においては出資持分の有無によって譲渡の方法および課税の仕組みが異なりますので、これらをよく理解したうえでお進めください。

第5章　第三者承継による相続対策

## 64 ◆ 第三者承継による相続対策
# 譲渡契約書作成上のポイントは？

**A：個人が譲渡する場合と医療法人が譲渡する場合とで異なります。**

ケースごとにご説明します。

■ **個人が譲渡する場合**

資産に関する譲渡契約書と、経営に関する引継ぎ契約書を、別々に作成する必要があります。

1．資産に関する譲渡契約書

(1) 不動産譲渡契約書

通常の土地・建物の売買契約書と変わりませんが、不動産特有の表現や法律用語があり複雑です。当事者間で直接契約を行なってもよいですが、のちのち大きなトラブルになる可能性もありますから、弁護士・司法書士など経験豊富な専門家に相談することをおすすめします。

(2) 医療機器等の譲渡契約書

医療機器ごとに、その名称や使用されていた場所・台数などについて、詳細な物件目録等を作成します。

また、税務上の適正な帳簿価額（取得価額 − 減価償却累計額）を明らかにしておく必要があります。

建物賃貸借契約に関する賃借権の譲渡をともなう場合は、保証金・敷金などの返還請求権についても記載します。

営業権がある場合は、これも加算した金額が譲渡価額の総額にな

ります。

## 資産譲渡契約書のサンプル

Aを甲、医療法人○○会を乙とし、甲乙において次のとおり契約する。

第一条　甲は、○○より賃借している別紙譲渡財産目録1記載の建物（以下本件建物という）の賃借権を、平成○○年12月31日、乙に譲渡する。
第二条　甲は、前条の賃借権の譲渡につき、○○の承諾を得ていることを確認する。
第三条　甲が○○に預託している本件建物の賃借保証金の返還請求権を乙に譲渡する。
第四条　甲が本件建物において開業しているAクリニックの別紙譲渡財産目録2記載の内装等、医療機器、什器備品等（以下本件医療機器等という）を、平成○○年12月31日、乙に譲渡する。
第五条　甲は、平成○○年12月30日までに、甲乙立会のうえ、本件医療機器等の検収を受けるものとする。
第六条　本件医療機器等の譲渡代金は金1,500万円とし、乙は甲に対し持参または送金のうえ、次の通り支払う。
1　平成○○年1月末日限り　　金1,000万円
2　平成○○年2月末日限り　　金500万円
第七条　甲は、○○より賃借している別紙譲渡財産目録1記載の建物（以下本件建物という）の賃借権を、平成○○年12月31日、乙に譲渡する。
第八条　甲は、○○より賃借している別紙譲渡財産目録1記載の建物（以下本件建物という）の賃借権を、平成○○年12月31日、乙に譲渡する。
第九条　甲は、○○より賃借している別紙譲渡財産目録1記載の建物（以下本件建物という）の賃借権を、平成○○年12月31日、乙に譲渡する。
第十条　甲は、前条の賃借権の譲渡につき、○○の承諾を得ていることを確認する。
第十一条　甲が○○に預託している本件建物の賃借保証金の返還請求権を乙に譲渡する。
第十二条　甲が本件建物において開業しているAクリニックの別紙譲渡財産目録2記載の内装等、医療機器、什器備品等（以下本件医療機器等という）を、平成○○年12月31日、乙に譲渡する。
第十三条　甲は、平成○○年12月30日までに、甲乙立会のうえ、本件医療機器等の検収を受けるものとする。
第十四条　本件医療機器等の譲渡代金は金1,500万円とし、乙は甲に対し持参または送金のうえ、次の通り支払う。
1　平成○○年1月末日限り　　金1,000万円
2　平成○○年2月末日限り　　金500万円
第十五条　本契約に疑義が生じたとき又は本契約書に記載なき事項については、甲・乙誠意をもって協議、解決するものとする。

以上のとおり確約し、本契約成立の証として、本書2通を作成し、甲・乙捺印のうえ、各1通宛所持するものとする。

平成○○年○○月○日

甲　大阪府○○市○○町1－2
　　A　　　　　　㊞

乙　大阪府○○市○○町3－4
　　医療法人　○○会
　　理事長　△△　△△　㊞

```
┌─────────────────────────────────────────────────────┐
│                    譲渡財産目録1                      │
│                                                     │
│  所在地：大阪府○○市○○町1丁目2番3号○○ビル4階      │
│                                                     │
└─────────────────────────────────────────────────────┘

┌─────────────────────────────────────────────────────┐
│          譲渡財産目録2（平成○○年11月30日現在）       │
│                                          《数量》    │
│   院長室                                             │
│   ●エアコン                                 1       │
│   ●テレビ                                   1       │
│   ●ソファー                                 1       │
│   ●パソコン                                 1       │
│   診療室                                             │
│   ●ワゴン                                   2       │
│   ●超音波診断装置                           1       │
│   ●ベッド                                   2       │
│   ●心電計                                   1       │
│   ●血圧計                                   1       │
│   ●血圧脈波検査装置                         1       │
│   ●内視鏡                                   1       │
│   ※以下、必要に応じて追加記載する。                  │
└─────────────────────────────────────────────────────┘
```

## 2．経営に関する譲渡契約書

　譲渡する側である病院・診療所には、診療行為により作成された患者のカルテなど数多くの個人情報が保管されています。

　これらについては守秘義務を負っていますから、シュレッダーなどではなく焼却炉などで処分するのが適当です。

　また、従来の患者が新しい病院・診療所の新たな患者になったとしても、これらの情報を直接引き継ぐわけにはいきません。この点も含めて契約書に記載します。

### (1)責任範囲を明確に記載する

　患者の治療については、引継ぎの前日までは譲渡する側の病院・診療所、引き継いだ日以後は譲渡を受けた側の病院・診療所の責任となります。患者からの損害賠償についても、その責任の範囲を明

確にする必要があります。

（2）公共料金等の名義変更

　病院・診療所内で使用している電話、電気、ガス、水道、ゴミ処理など、継続して使用するものについては、引き継いだ日をもってすべて手続きを終えるよう契約し、実際には事前にその日から変更するための手続きを行なっておく必要があります。

（3）従業員の退職

　従業員は廃業にともなって全員退職することになります。退職金の支給や退職に関わる手続きおよびその費用は、すべて譲渡する側が負担することになります。その点を契約において明確にする必要があります。

■医療法人の場合
１．出資持分の定めのある医療法人
（1）覚書の作成

　出資者と出資持分の譲渡について覚書を締結します。

　合意の内容、解除および損害賠償について、紛争時の解決方法を基本にし、必要に応じてその他の事項を加えます。

## 覚書のサンプル

○○（以下、「甲」という。）と△△（以下、「乙」という。）は、甲が保有する医療法人○○クリニック（以下、「本件医療法人」という。）の全出資持分の譲渡等につき、甲乙間で締結した出資持分譲渡契約（以下「出資持分譲渡契約」という）とは、別に本日以下のとおり合意した。

第一条（合意内容）
1　乙は、本件医療法人が甲個人からの借入金を、乙が本件医療法人の理事長就任後、本件医療法人より甲に返済するものとする。
2　乙は、1項の借入金のうち5,000,000円を平成○○年○○月○○日に甲の指定する銀行口座に送金し、残金を平成○○年○○月○○日に送金する。なお送金費用は本件医療法人の負担とする。

第二条（解除及び損害賠償）
1　甲は乙が、前条の義務を履行しないときは、履行を催告のうえ、出資持分譲渡契約を解除することができる。
2　甲は、乙の不履行により損害が発生した場合は、乙に対し損害賠償を請求することができる。

第三条（紛争解決方法）
本合意から発生又は合意に関連する一切の紛争については、甲及び乙の誠実な協議により解決にあたるものとするが、かかる協議が成立しない場合には、大阪簡易裁判所による民事調停を経て大阪地方裁判所を第一審の専属的合意直轄裁判所をした裁判により解決するものとする。

上記契約の成立を証するために、各当事者は本契約正本2通を作成して署名又は記名及び捺印し、それぞれ1通ずつ保有する。

平成○○年○○月○○日

甲：住所

　　　　　　　　氏名　　　　　　　　　　㊞

乙：住所

　　　　　　　　氏名　　　　　　　　　　㊞

## （2）出資持分譲渡契約書

　出資持分の譲渡契約を締結します。サンプルのように、持分の金額、譲渡対価、支払方法、受渡日の明記がポイントです。

## 出資持分譲渡契約書のサンプル

＿＿＿＿＿＿＿＿＿＿（以下「甲」という）と＿＿＿＿＿＿＿＿＿＿（以下「乙」という）とは、乙が所有する医療法人　○○会（以下、対象医療法人という）の出資持分のすべてを乙より甲に譲渡し、甲が対象医療法人の経営権を乙より引き継ぐことを目的として、以下の通り合意した。

第1条（本件出資持分の譲渡）
1．乙は、対象医療法人の発行する出資持分の100％（以下「本件出資持分」という）を所有していることを表明する。
2．甲は、乙より本件出資持分を金15,000,000円（以下「譲渡対価」という）で買い取るものとする。
3．甲は、乙に対し、本件出資持分の引き渡しと引き換えに、乙が指定する銀行口座に振込により支払うものとする。
4．乙は、甲に対し、譲渡対価の支払いと引き換えに、本件出資持分を引き渡すものとする。
5．本件出資持分と譲渡対価の引換日（以下「譲渡日」という）は、平成○○年○○月○○日とする。

第2条（甲の表明及び保証）
　甲は、本契約締結日及び譲渡日において、本契約の締結及び履行並びに本件譲渡実行のために必要な手続きを履行するための権限を有することを保証する。

第3条（乙の表明及び保証）
　乙は、契約締結日及び譲渡日において、甲に提出した対象医療法人の財務書類は、一般に公正妥当と認められる会計基準に基づいて正確にかつ適法に作成されていることを保証する。特に対象医療法人の貸借対照表に計上されていない簿外の負債及び潜在的に対象医療法人に帰する可能性のある重大な負債が存在しないことを、乙は甲に対して表明し、保証する。

第4条（損害賠償）
1．本契約の当事者のいずれか一方が本契約の規定に違反した場合、その他方は、それぞれ本契約を解除し、その被った損害を一方に対して請求することができる。
2．本契約締結日以前に発生した事実に起因し、対象医療法人に重大な損害を与えることとなる偶発債務のうち、その起因事項が乙の故意又は重大な過失によって引き起こされたものであることが明らかなものについては、乙は甲に対してその偶発債務が実現した場合の損害金額と同一の金額を支払うものとする。

第5条（協議事項）
　本契約に定めのない事項及び本契約の各条項に疑義が生じた場合には、甲乙誠意を持って協議の上、決定するものとする。

第6条（紛争解決）
　甲及び乙は、本契約に関連する両当事者間の紛争については、甲の本店所在地の裁判所を第一審の専属的合意管轄裁判所とする。

以上、本契約の成立を証するため、本書弐通を作成し、双方記名捺印の上各壱通を保有します。

平成○○年○○月○○日

　　　　　　　（甲）　　住所：
　　　　　　　　　　　　氏名：　　　　　　　　　　　　　　　　　　㊞

　　　　　　　（乙）　　住所：
　　　　　　　　　　　　氏名：　　　　　　　　　　　　　　　　　　㊞

出資持分なし医療法人の場合、出資持分譲渡の選択ができませんから、事業譲渡での契約が必要となります。つぎのサンプルのようなものです。

## 事業譲渡契約書のサンプル

＿＿＿＿＿＿＿＿＿＿＿＿(以下「甲」という)と医療法人＿＿＿＿＿＿＿＿＿＿(以下「乙」という)は、次のとおり事業譲渡契約(以下「本契約」という)を締結する。

第1条(目的)
　甲は、甲が所有する下記の診療所(以下「本件診療所」という)における医療に関する事業(以下「本件事業」という)を運営するための資産(以下「譲渡資産」という)を乙に譲渡し、乙はこれを譲り受ける(以下「本件譲渡」という)。
　　　　診療所名：
　　　　住　　所：

第2条(譲渡資産)
　譲渡資産とは、本契約の締結日において本件診療所で本件事業を運営するために甲が所有する資産であって、次に掲げるものをいう。
(1)別紙1記載の建物、土地、建物付属設備、医療機器、什器備品、車両運搬具、工具器具備品、医薬品その他の動産(以下「譲渡対象資産」と総称する)
(2)上記の他、本件診療所内に存在する設備、動産等の一切
(3)その他、本件事業に関する財産の一切

第3条(譲渡日)
　本件譲渡の実行日(以下「譲渡日」という)は平成○○年○○月○○日とし、甲は譲渡日をもって譲渡資産を乙に譲り渡し、乙はこれを譲り受けるものとする。

第4条(譲渡対価及び決済方法)
１．本件譲渡の対価(以下「本件譲渡対価」という)は下記の通りとする。
本件譲渡対価：金　　　　　　　　　　　円(消費税別)
２．乙は、譲渡日おいて、譲渡資産の引き渡しと引き換えに、本件譲渡対価を甲が指定する下記の銀行口座に振込送金して支払うものとする。

　　　甲が指定する銀行口座：
銀行名
口座名
口座番号

第5条(引渡手続)
　甲は乙に対し、譲渡日において、以下の各号に定める方法により譲渡資産を本件譲渡対価の支払いと引き換えに、引き渡すものとする。

（1）譲渡対象資産
譲渡対象資産の引き渡しに必要な一切の手続書類
（2）その他
上記の他、譲渡日までに、乙が甲に対し要求する書類のうち、本件譲渡において合理的に必要と認められる議事録等の書類

第6条（甲の表明及び保証）
　甲は、本契約締結日及び譲渡日において、下記の事項が正確かつ真実であることを表明し、保証する。
（1）本件診療所の経営に必要な全ての許認可及び届出等について、乙が円滑に承継できる状態にあること
（2）譲渡資産の権利について、甲の所有であるか又は乙が円滑に承継できる状態にあること
（3）本件譲渡に関する平成　　年　　月　　日付の甲の貸借対照表及び損益計算書などの会計書類が、一般に公正妥当と認められる会計基準に基づいて正確にかつ適法に作成されていること
（4）譲渡資産には、本件事業を運営する上で必要な資産が全て含まれており、通常の使用による損耗を除き、所定の目的に使用するために適した状態にあること
（5）甲と従業員との間に、本件事業の運営に支障をきたす紛争、トラブル等は存在せず、その発生のおそれもないこと。また、当該従業員の労働状況について、甲が行政機関から指導・勧告等を受けたことがないこと
（6）本件事業の運営は、法律、厚生労働省又は都道府県知事をはじめとする行政機関の指導及び通知等に違反していないということ
（7）甲に関して、本契約上の義務の履行に重大な悪影響を及ぼす又は及ぼす可能性のあるいかなる訴訟、仲裁、行政手続その他の紛争が開始されておらず、かつ甲の知る限りにおいて開始されるおそれもないこと
（8）甲は、甲が当事者である契約に基づく重大な義務に違反しておらず、かつ、債務不履行事由はいずれも発生又は継続していないということ
（9）甲は、法令に基づき提出が義務付けられる税務申告書を全て提出しており、かつ、かかる税務申告書又は甲若しくはその資産に対する税務調査などにより支払時期の到来した税金及び甲又はその資産に課せられる全ての税金又はその他の負担（但し、甲が故意過失なく納税義務又は負担がないと信じていた場合を除く）を支払済であるということ
(10)甲が提出した契約書、報告書その他の資料に記載された事実は全て正確かつ真実であり、乙に報告済みの事実を除き、提出又は報告以降において、それらの事実について、甲の義務の履行に重要な影響を与える可能性がある重要な変更は発生していないこと

第7条（乙の表明及び保証）
　乙は、本契約締結日及び譲渡日において、下記の事項が正確かつ真実であることを表明し、保証する。
（1）乙は、医療法をはじめとする日本国の法令及び規則等に準拠して定款を作成し、都道府県知事の認可を受けて設立され、その主たる事務所の所在地において設立の登記をすることによって成立し、かつ現在有効に存続する医療法人であり、診療所経営に必要な全ての許認可及び届出等を取得又は履践しているということ
（2）乙による本契約の締結及び履行並びにそれに基づく取引は、乙の定款によって定め

第5章　第三者承継による相続対策

られている目的の範囲内の行為であり、乙はこれらについて法令、定款、その他の内部規則において必要とされている全ての手続きを完了していること
（３）乙による本契約の締結及び履行並びにそれに基づく取引が以下の事項に該当すること
　①乙を拘束する法令に反するものではないこと
　②本契約で別途定める場合を除き、政府機関その他の第三者の許認可、承諾、同意等が要求されないこと
　③必要な許認可等を乙が既に取得済又は取得することが確実であること
　④乙の定款、その他の内部規則に反するものではないこと
　⑤乙を当事者とする第三者との契約、又は乙若しくはその財産を拘束する第三者との契約に反するものではないこと
（４）本契約に署名又は記名捺印する者は、法令、定款、その他の内部規則で必要とされる手続きに基づき、乙を代表して本契約に署名又は記名捺印する権限を付与されていること。また、本契約は、乙に対して適法で有効な拘束力を有し、その各条項に従い執行可能なものであること
（５）乙は本契約に定める本件譲渡対価を支払うに十分な資力を有しており（第三者からの借入等によって調達した場合を含む）、かつかかる支払をなすにあたって必要な一切の手続きを履践していること

第８条（善管注意義務）
　甲は、本契約締結後引渡完了までの間、善良なる管理者の注意をもって本件事業を運営し、譲渡資産を管理するものとする。なお、本件事業及び譲渡資産に重要な変更を加えようとするときは、予め甲と協議するものとする。

第９条（従業員の雇用）
１．甲及び乙は、本件譲渡日をもって乙により新規に雇用される従業員（以下「雇用継続従業員」という）が別紙２記載のとおりであることを確認し、これに合意する。
２．雇用継続従業員は、譲渡日の前日をもって甲を退社し、乙は、譲渡日をもって当該従業員を新たに雇用するものとする。
３．雇用継続従業員に関するその他の取扱いについては、甲乙協議の上、決定する。

第10条（必要手続の実行）
１．甲は、本件譲渡後速やかに、甲において本件診療所の廃止に関する必要な手続き及びその他甲において本件譲渡に必要な手続きを行うものとし、乙はこれに協力するものとする。
２．乙は、本件譲渡後速やかに、乙において本件診療所の開設に関する必要な手続き及びその他乙において本件譲渡に必要な手続きを行うものとし、甲はこれに協力するものとする。

第11条（譲渡後の協力義務）
　甲は、本件譲渡日後　　ヶ月間、乙が本件事業を円滑に承継し遂行できるよう支援するものとする。

第12条（債務の取扱い）

乙は、譲渡日前に発生した本件事業に関する甲の債務を承継しないものとする。

第13条（損害等の賠償）
１．次の各号に定める事由のいずれかが生じたことによって乙に損害、損失又は費用（以下「損害等」という。）が生じた場合は、甲は、乙に対し、直ちにその損害等を賠償する責任を負う。
（１）甲が本契約に基づく義務を履行せず、その他本契約に違反した場合
（２）第６条において甲が表明及び保証した事項が正確かつ真実でなかったことが判明した場合
２．次の各号に定める事由のいずれかが生じたことによって甲に損害等が生じた場合は、乙は、甲に対し、直ちにその損害等を賠償する責任を負う。
（１）乙が本契約に基づく義務を履行せず、その他本契約に違反した場合
（２）第７条において乙が表明及び保証した事項が正確かつ真実でなかったことが判明した場合
３．本契約に基づく損害等の賠償請求期間は本契約締結日から１年間とし、損害等の賠償請求金額は、甲乙協議上、決定するものとする。

第14条（解除）
１．甲は、譲渡日までに次の各号に定める事由が生じた場合には、乙に対して通知することにより直ちに本契約を解除することができる。
（１）第７条において乙が表明及び保証した事項が、重要部分において正確かつ真実でなかったことが判明した場合
（２）乙が本契約上の重要な義務を履行しなかった場合
（３）前各号の他、乙による本契約の違反があり、甲による催告後１０日を経過しても当該違反が除去されない場合
２．乙は、譲渡日までに次の各号に定める事由が生じた場合には、甲に対して通知することにより直ちに本契約を解除することができる。
（１）第６条において甲が表明及び保証した事項が、重要部分において正確かつ真実でなかったことが判明した場合
（２）甲が本契約上の重要な義務を履行しなかった場合
（３）前各号の他、甲による本契約の違反があり、乙による催告後10日を経過しても当該違反が除去されない場合
３．本条に基づく本契約の解除は、各当事者が、本契約第13条に従って損害等の賠償請求を行うことを妨げないものとする。

第15条（事情変更）
　譲渡資産の引渡完了までの間において、天災地変やその他の不可抗力により譲渡資産に重大な変動を生じた場合には、甲乙協議の上、本件譲渡の条件等につき変更することができる。

第16条（公租公課等）
　本件事業及び譲渡資産に対する公租公課・保険料等は、本件譲渡日の前日までの分は甲が、本件譲渡日以後の分は乙が負担する。なお、公租公課の起算日は平成　　年　　月　　日とする。

第17条（協議事項）
　本契約に定めのない事項及び本契約の各条項に疑義が生じた場合には、甲乙誠意を持って協議の上、決定するものとする。

第18条（紛争解決）
　甲及び乙は、本契約に関連する両当事者間の紛争については、甲の本店所在地の裁判所を第一審の専属的合意管轄裁判所とする。

以上、本契約の成立を証するため、本書弐通を作成し、双方記名捺印の上各壱通を保有します。

　　平成　　年　　月　　日

甲　　住所：

　　氏名：　　　　　　　　　　　　　　　㊞


乙　　住所：

　　氏名：　　　　　　　　　　　　　　　㊞

　いずれの契約書も、のちのトラブルを防止し、また問題が生じたときの拠り所となるものですから、内容に漏れのないよう万全を期して作成・締結するように努めましょう。

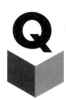

## 65 ◆ 第三者承継による相続対策
# 医療法人売買の意向を合致させるには？

**A：売る時期を決定し、そこから逆算して対策していきましょう。**

医療法人を第三者に承継する場合は、クリニック等の価値を維持しつつ売買金額を買い手が購入できる金額内におさめること、それがなによりも重要です。

円滑な承継を行なうために、それまでに取り組むべき事項についてご紹介します。

### ■円滑な売買のための手順

#### 1．売る時期を決める

まず行なうべきは、承継の時期を決めることです。先生の退職時期など、売る時期をさきに決めると、買い手としても資金や医療法人運営について準備しやすくなります。双方のタイミングを合わせる意味で「時期」は非常に重要です。

売る時期のおよそ10年前から、後継者（買い手）探しなどの準備をはじめるのが一般的です。

#### 2．医療法人譲渡のために準備すること
①買い手探し

医療法人を譲渡する際に重要なことは、先生長年にわたって築いてこられた医療法人を譲ってもよいと思える買い手（人材）を探すことです。

買い手候補としては、先生の医学部時代や勤務医時代の後輩などが考えられるでしょう。こういう方たちであれば、おたがいに性格

や仕事のやり方がかなりわかっているでしょうから、承継も行ないやすくなると思われます。

　そういう後輩の方々から買い手を見つけるのがむずかしい場合は、取引のある銀行や顧問税理士などに相談されるのもいいでしょう。クライアントのなかからふさわしい買い手を紹介してもらえることも少なくありません。

②仕組みづくり
　買い手探しと並行して行ないたいのは、医療法人の仕組みづくりです。
　先生が医療法人を立ち上げられたのであれば、医療法人の仕組みは適時適切に対応してこられたでしょうが、それでも先生と法人を引き継いだ後継者とでは診療方針などが異なり、そのためにスタッフが困惑して引継ぎがスムーズにいかないケースも見受けられます。診療方針や診療の流れなどの仕組みを明文化し、後継者もそれに沿って法人運営をすすめていけばいいようにしておくと、引継ぎが円滑に運びます。

3．買う価値のある法人とは？
①患者が離れたあとは売りにくい
　買い手が重視するのは、クリニックの価値です。端的にいえばクリニックの収益性です。
　クリニックの収益の源泉は、患者様です。患者数を減らすことなく後継者に引き継げることが、円滑な承継には不可欠です。

②クリニックの資金が残りすぎていると売りにくい
　クリニックに資金が残りすぎていると、買い手はそれだけ多くの購入資金を準備しなければなりません。仮に純資産が1億円あるクリニックであれば、買い手側は少なくとも1億円は準備しなければ

購入できません。

　買い手側のことを考えると、事前に純資産を圧縮することが必要となってきます。

　ただし、純資産を圧縮する目的で資金を外部に拠出してしまっては意味がありませんから、法人の資産を先生（院長）個人に移す対策をとることになります。

　以下に、事前にできる対策をご紹介しておきます。

・**役員報酬を増額する**

　先生がクリニックを運営しているあいだに役員報酬を増額し、クリニックから個人に移すことです。

　ただし役員報酬とすると、先生個人に所得税が課せられます。所得税は所得が4,000万円を超える部分には45％の税率が課せられます。また、住民税も所得の10％課せられますので、4,000万円を超える部分には合計で55％の税率が課せられることになりますから注意が必要です。

・**退職金を使って会社から個人に移す**

　法人を後継者に引き継ぐ際に、先生（院長）は法人から退職金を受け取ることができます。

　法人が先生に支払う退職金は法人の経費になりますから、利益が圧縮され、純資産を圧縮する効果があります。

　ただし、退職金には税制上の限度額があり、それを超える部分については税制上の経費になりません。限度額の範囲内で退職金を支給するのが一般的です。

　退職金の限度額は最終役員報酬の月額をもとに算定しますので、上記の「役員報酬の増額」を行なえば、退職金の限度額も増加することになります。

　これらの取組みを早いうちからすすめておくことで、第三者への承継が円滑に運ぶようになるでしょう。

## 66 ◆第三者承継による相続対策
# 譲渡対価を一度にもらえない場合はどうすればよい？

**A：役員報酬など別の形でもらうようにしましょう。**

医療法人の承継においては、過去に多額の利益を計上しているところほど法人の価値は高く、譲渡対価も高額になりますから、評判のいい医療法人ほど、「後継者が（譲渡対価を）一度に払えない」という事態が生じがちです。

譲渡対価は医療法人の純資産に営業権を加算した金額にするのが一般的ですから、営業権すなわちその法人のノウハウといった無形資産——医療法人ならば患者様の人数やスタッフの能力、医院の評判など——がすぐれていればなおさらです。

そのような場合の対応策をご紹介しましょう。

■譲渡対価を一度にもらえない場合の対応策
1．院長が退職金を受け取ってから引き継ぐ

医療法人の場合、院長は医療法人から退職金を受け取ることができます。退職金は医療法人の経費になりますから、退職金を支払えば医療法人の利益は少なくなり、医療法人の価値を下げることになります。そのため譲渡対価の金額は低くなり、後継者の負担を軽減できることになります。

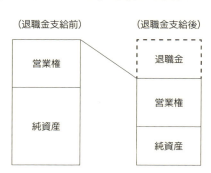

しかも退職金は税制上、非常に優遇されていますから、退職金の支払いは院長と後継者の双方にメリットのある方法といえます。
　ただし退職金には税制上の限度額があり、その金額を超えた部分は法人の損金の額として認められなくなりますから、その面での注意を忘れないようにしてください。

### 2．医療法人承継後も一定期間、医療法人の顧問として残る

　院長が医療法人に顧問として残り、医療法人から役員報酬をもらうことが可能な形にして、譲渡対価としてもらえなかったぶんを役員報酬として受け取るという方法もあります。
　院長は後継者に医療法人を引き継いでいますから、医療法人の経営者は後継者になっています。とはいえ後継者がいきなり全面的に医療法人を引き継ぐと、これまであの院長先生がいるからと来院されていた患者様たちが離れてしまい、運営がうまくいかなくなることもあります。
　後継者に引き継いだあとも、院長が一定期間法人に残ることは、スムーズな引継ぎにつながるメリットもあります。

### 3．医療法人の建物または土地が院長名義であれば家賃をもらう

　医療法人の建物または土地の所有者が院長個人の名義になっている場合、それは後継者に引き継がず、不動産の賃貸借契約を締結する方法もあります。
　そうすれば院長は医療法人から不動産の使用料として家賃等をもらえることになり、役員報酬と同じように、譲渡対価としてもらえなかったぶんを家賃等で埋め合わせていくことができます。
　なお、院長が家賃等をもらい一定金額以上の不動産所得が発生すると、院長は毎年（3月15日までに）確定申告を行なう必要が生じます。

以上のように、「退職金」「報酬」「不動産使用料」など譲渡対価とは別の形でもらう対応策を検討されてみてはいかがでしょうか

## 税理士法人　和

　税理士法人　和（なごみ）は、平成4年創業、本社は大阪市中央区。東京都中央区に支社。クライアント数、約500件。医業経営コンサルタント協会会員、ＴＫＣ医業・会計システム研究会会員、ＴＫＣ全国会資産対策研究会会員、日本Ｍ＆Ａセンター理事会員、ＪＰＢＭ医業経営部会会員、一般社団法人メディカルスタディ協会監事。

　地区医師会の顧問や医療機関へのアドバイス等の医業経営コンサルティングと、出資持分のない医療法人への移行などの事業・財産承継を中心とした資産税コンサルティングに強みをもったサービスを提供している。

　厚生労働省委託事業や金融機関等でのセミナー講演は年間40回以上にのぼる。

　主な著書に『ドクターのための医院の財産承継＆相続パーフェクト・マニュアル』（弊社刊）ほか多数。


執筆者

税理士　岡本　泰彦

税理士　髙松　仁

税理士　樋上　智之

税理士　岡野　正治

税理士　片岡　力

税理士　原田　博子

税理士法人　和　資産税事業部

税理士法人　和　医業経営支援事業部

## 参考文献

■税理士法人和・社会保険労務士法人和
『ドクターのための医院の財産　相続＆承継パーフェクト・マニュアル』
（すばる舎リンケージ）

■株式会社メディシュアランス・海星法律事務所・税理士法人和
『医療法人のための出資持分対策パーフェクト・マニュアル』
（すばる舎リンケージ）

■財務省『税制改正の解説』（財務省ホームページ）

■厚生労働省『出資持分のない医療法人への円滑な移行マニュアル』
（厚生労働省ホームページ）

■厚生労働省『医政支発1018第1号』（厚生労働省ホームページ）

開業医・医療法人……すべてのドクターのための
相続税対策パーフェクト・マニュアル

2017年11月25日　第1刷発行

著　者　　税理士法人　和
発行者　　八谷　智範
発行所　　株式会社すばる舎リンケージ
　　　　　〒170-0013　東京都豊島区東池袋3-9-7　東池袋織本ビル1階
　　　　　TEL 03-6907-7827　　FAX 03-6907-7877
　　　　　http://www.subarusya-linkage.jp/
発売元　　株式会社すばる舎
　　　　　〒170-0013　東京都豊島区東池袋3-9-7　東池袋織本ビル
　　　　　TEL 03-3981-8651（代表）
　　　　　　　 03-3981-0767（営業部直通）
　　　　　振替 00140-7-116563
　　　　　http://www.subarusya.jp/
印　刷　　ベクトル印刷株式会社

落丁・乱丁本はお取り替えいたします。
ⓒ Nagomi 2017 Printed in Japan
ISBN978-4-7991-0599-3